U0388725

养生有道

女人，
你艾了吗

臧俊岐 ◎主编

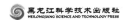
黑龙江科学技术出版社
HEILONGJIANG SCIENCE AND TECHNOLOGY PRESS

图书在版编目（CIP）数据

女人，你艾了吗 / 臧俊岐主编 . -- 哈尔滨：黑龙
江科学技术出版社，2018.5
（养生有道）
ISBN 978-7-5388-9595-7

Ⅰ . ①女… Ⅱ . ①臧… Ⅲ . ①女性－保健－艾灸
Ⅳ . ① R245.81

中国版本图书馆 CIP 数据核字 (2018) 第 058620 号

女人，你艾了吗

NÜREN NI AI LE MA

作　　者	臧俊岐	
项目总监	薛方闻	
责任编辑	焦琰 罗琳	
策　　划	深圳市金版文化发展股份有限公司	
封面设计	深圳市金版文化发展股份有限公司	
出　　版	黑龙江科学技术出版社	
	地址：哈尔滨市南岗区公安街 70-2 号　邮编：150007	
	电话：（0451）53642106　传真：（0451）53642143	
	网址：www.lkcbs.cn	
发　　行	全国新华书店	
印　　刷	深圳市雅佳图印刷有限公司	
开　　本	685 mm × 920 mm　1/16	
印　　张	13	
字　　数	180 千字	
版　　次	2018 年 5 月第 1 版	
印　　次	2018 年 5 月第 1 次印刷	
书　　号	ISBN 978-7-5388-9595-7	
定　　价	39.80 元	

专家序 · PREFACE

臧俊岐

副主任医师
针灸、中医药保健养生专家
业医50年，医术精湛

女人漫长的一生要经历多少病痛的折磨，就连医院都专门设有一个门诊叫做"妇科"。

问你妇科病都有哪些，你或许说不清楚，但月经不调、乳腺炎、痛经、色斑、熊猫眼这些词你肯定听说过。除了这些常见病，还有哪些是你想起来不堪其扰却又无计可施的症状呢？

手脚冰凉？月经不准时？脸上痘痘去了又来，常年不断？

去医院检查，医生告诉你原因并给你解决的方法。你照做了，症状也消失了。可一段时间后，同样的问题再次摆在了自己面前，反反复复。

你知道吗？许多患者的病都是因为体内湿气寒气过重，导致脾胃功能失调引起的，想要真正除去病根，还得治本。

艾灸是以有"长寿之草"之称的艾草为主要原料，其中的"艾"原本是"爱"的谐音，代表着伟大的母爱，可无私地赐于万物生命而不求回报。明代医学家李时珍曾在《本草纲目》中记载："艾叶生则微苦太辛，熟则微辛太苦，生温熟热，纯阳也。可以取太阳真火，可以回垂绝元阳。服之则走三阴，而逐一切寒湿，转肃杀之气为融和。灸之则透诸经，而治百种病邪，起沉疴之人为康泰，其功亦大矣。老人丹田气弱，脐腹畏冷者，以熟艾入布袋兜其脐腹，妙不可言。"此外，艾草还有扶正避邪的作用，古代人曾用它插于堂中，用以避邪。

同时，艾灸还具有温经散寒、行气通络、扶阳固脱的作用，具备改善人体各个系统的功效，能提高人体的抗病能力，有利于多种疾病的康复。另外，艾灸的成本很低，无副作用，经济实用，操作简单。

有人说，中医博大精深，即便是你告诉我艾灸有用，我也不知道什么病灸什么穴位，更不知道该如何掌握这灸疗的方法。为此，本书特意搜集了数十个典型病例，重点讲解了女性遇到的各种病痛及日常美容难题，针对每一种病证都做了详细的解说，并配有详细的艾灸穴位图、灸疗方法、灸疗要点提示等，简洁实用，方便您在家里翻阅，自我灸疗。

希望我们能继承与弘扬艾灸这一古老的养生方法，让更多的人受益于祖先给我们的珍贵遗产。希望这本书能成为您实用有效、直接的日常身体护理指南。

目录 · **CON**TENTS

PART 01
艾灸基础知识

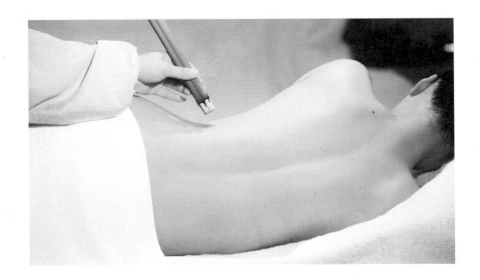

PART 02
生活小病痛

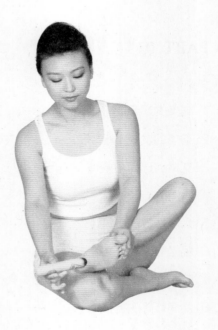

PART 03
孕产问题

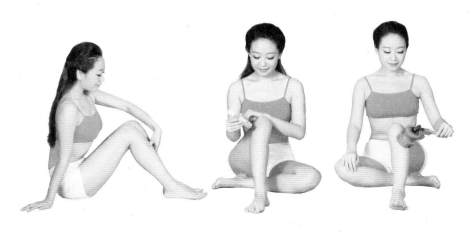

PART 04
妇科问题

PART 05
更年期烦恼

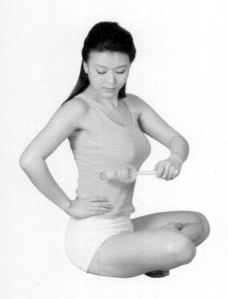
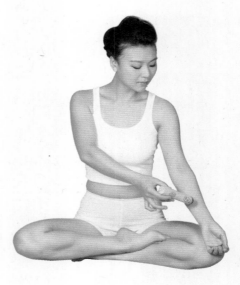

PART 06
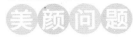

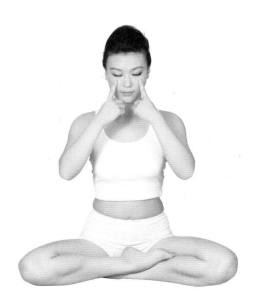

PART 01
艾灸基础知识

提起艾灸，
有人觉得很神秘。
既要懂得辨别艾绒的好坏，
又要弄清全身穴位的分布，
还要学会正确的艾灸方法。
倘若有人能将艾灸方法，
简便又正确地告诉自己该多好。
本章为您量身定做了一套方法，
从艾灸的适应证到艾条的选取，
再到操作方法一一说来，
方便您轻松简单掌握。

1. 艾灸的起源

或许你没有听说过艾灸，但你一定知道针灸。其实，平时我们耳熟能详的"针灸"是个复合词，"针"和"灸"指的是中医的两种疗法——"针"指针刺，"灸"指灸法。我们平时总是误以为针刺就是针灸，殊不知"针灸"除了"针"之外，还包括"灸"。

灸法简称"灸"，其由来已久，而且地位不输于针刺。现在我们常用的灸法是用艾绒作为灸材，利用燃烧的艾绒所散发的温热，以及艾本身的药效施灸，以达到治疗疾病、保健强身、美容美体的效果。

✻ "灸"从何而生

针灸大家都知道，但是大家日常生活中经常说的针灸多是指"针"，而非"灸"。

那么，什么是"灸"呢？

先从这个字说起，"灸"是形声字，以"火"为形旁，则含义一定跟火有关。

《说文解字》："灸，灼也。""灼，灸也。"古人喜欢"互训"，就是用甲来解释乙，反过来又用乙解释甲，两者互相解释。大概在古时"灸"和"灼"都是流行词语，所以一说大家都明白了。

但是，这个相互解释就给今人制造了理解上的障碍。

追本溯源，再看《说文解字》"灸"字条说到"从火，久声"。《说文解字注》底下又有注释："形声包会意字也。"火是形，久是声。会意何解？还得从这个声旁"久"字去解。

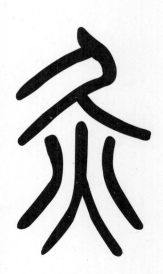

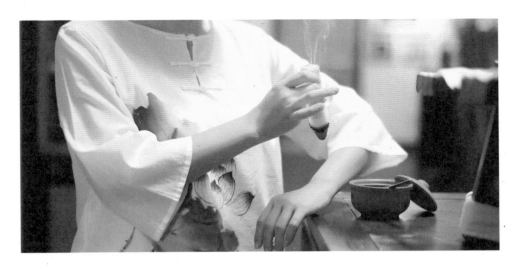

《说文解字》："久，从后灸之也。象人两胫后有距也。"说的是这个"久"就像是一个人小腿后面有棍子抵住一样。

《说文解字注》："灸有迫箸之意，故以灸训久。"到这里就比较明白了，即是说灸有贴近附着某个地方或部位的意思。

《说文解字注》"灼"字条下又说了："灼谓凡物以火附箸之。如以楚焞柱龟曰灼龟，其一端也。灸体谓之壮。"原来如此，灸指的是用明火贴附着物体（或人体）灼烤。还举了一个例子，说楚国人用明火灼烤龟板占卜叫作灼龟，灸人体就叫作壮。后世描述艾灸时总是以"壮"为计量单位，大概由此而来。

讲到这里，大家对"灸"的意思应该大致了解了吧！灸就是用明火贴附着体表皮肤灼烧，用句通俗的话来讲就是"着肤烧"。由于有的人怕痛，怕留下瘢痕，所以这种做法逐渐少用。

现在日常生活中艾条灸和隔物灸用得比较多，两者虽然都没有直接贴着皮肤灼烧，但依照惯例同样被称为"灸"。其中艾条灸操作简单、效果显著、无不良反应，在家自己灸疗时相对来说会更方便。

✽ 灸疗为何要用艾

《说文解字》里的"灸"只提到用火，并没有提到用什么作为材料。现在我们常用的灸法是用艾绒作为灸材，艾绒即为艾的叶子所捣取的绒。

关于艾，《说文解字》中说："艾，冰台也。"《博物志》："削冰令圆，举以向日，以艾于后承其影，则得火。"艾为什么叫冰台呢？是因为古人把冰削凿成圆形的凸透镜，把凸透镜放在阳光下，把干燥后的艾绒放在凸透镜聚焦阳光的焦点上引燃，就可以得到火了。在这里不由得要赞叹中华民族历史悠久的灿烂文明，几千年前我们的老祖宗就会用凸透镜聚焦取火了！

那么，为什么一定用艾绒来取火呢？因为干燥后的艾绒很容易燃烧，燃起来又不容易熄灭，且燃烧比较缓慢，自然使取火更加容易。

古人用火其实很讲究，比今天人们重视奥运会圣火还更甚几分。

奥运会圣火通常于奥运会开幕前几个月在奥运会发源地——希腊奥林匹亚的赫拉神庙前点燃。圣火采集方式遵循古希腊的传统，由首席女祭司在奥林匹亚的赫拉神庙前朗诵致太阳神的颂词，然后通过将太阳光集中在凹面镜的中央产生高温引燃圣火，这是采集奥林匹克圣火的唯一方式。

奥运会圣火来自太阳，古人用"冰台"取的火同样来自太阳。我们知道，古代人会钻木取火。周代有"左佩金燧""右佩木燧"的规定（"金燧"用于向太阳取火，"木燧"用于钻木取火），官府还有专门取火的官员，分季节为人民提供新火种。

金燧就是类似于凹面镜的工具，又叫阳燧，和奥运会取圣火的方法差不多。晋代陈延之的《小品方》记载，灸疗不宜用八木之火，而宜用"阳燧"从太阳取火。我们可以推测到，灸疗用阳燧取火的引燃物也是艾绒。

相传，先人们在用火过程中，因偶尔不慎灼伤，结果却使身体的一些病痛得到意外的减轻或痊愈，多次的重复体验后，便主动地以烧灼之法来治疗一些病痛，因而逐渐产生了灸疗法。有一次，某个人的病痛实在是太严重了，他痛得等不及去找树枝或者别的东西来点燃，就直接用身旁的艾绒作为引燃物来灸治。这一灸，比以往用任何材料灸治都有效，火力温和持久，直达脏腑。于是一传十、十传百，艾灸就这样传开了。

2. 艾灸的发展历程

灸法是我国传统中医学里的一朵艳丽的奇葩，早在春秋战国时代就已经十分盛行。在古代，许多精通方药和针灸的医学大家在实际治疗中都偏爱灸法。被誉为神医的华佗在给患者治疗疾病时亦多采用灸法，他一般选用一两个穴位，每个穴位灸七八个艾炷，就能使病痊愈。几千年的历史长河中，艾灸亦在长期实践运用中不断发展、沉淀、绽放。

✳ 春秋时期艾灸的记载

在古代文献中，最早提到施行灸法治病的是《左传》。《左传》记载了这样一则典故：晋国的晋景公患了重病，听说秦国的医生医术好，便派人到秦国去求医。秦国派了名叫缓的名医去替他诊疗。缓即将到晋国之前，晋景公做了一个奇怪的梦，梦见他的病变成了两个小孩。两个小孩在那里商量着，一个说："来的那个人是个名医，一定会伤害我们的，我们应该往哪里逃呢？"另一个说："别怕，我们逃到'肓'的上面、'膏'的下面那个地方，看他能拿我们怎么办。"

缓到了晋国，先是诊断了一番，然后抱歉地摇头说道："我没有办法治这个病了。你的病在肓的上面，膏的下面，这个地方靠近心脏，艾灸不可以，针刺又刺不到，服药也无济于事，没法治了呀。"后来晋景公果然不治身亡。

《左传·成公十年》的原文是这样记载的："公（晋侯）疾病，求医于秦。秦伯使缓为之。未至，公梦疾为二竖子，曰：'彼，良医也。惧伤我，焉逃之？'其一曰：'居肓之上，膏之下，若我何？'医至，曰：'疾不可为也。在肓之上，膏之下，攻之不可，达之不及，药不至焉，不可为也。'"

在这则典故中，秦国的医生缓已经开始有针对性地在灸法、针刺、方剂这几种医疗方法中选择合适的治疗方案，并总结出灸法不适合的治疗范围，说明当时灸法已被广泛应用并日趋成熟。

❋ 中医名典对艾灸的记载

成书于战国至秦汉时期的中医经典著作《黄帝内经》中有关灸法的记载很多，《素问·异法方宜论》指出了灸法的产生与寒冷的环境条件、生活习惯及发病特点有密切关系。此外，还述及了灸法的适应证、禁忌证、施灸顺序、剂量、补泻等，并将灸法与针法并提。

《黄帝内经》广为全民所熟知，那么，有《黄帝内经》，是否还有《黄帝外经》呢？答案是肯定的。西汉刘向编写汉书时，将《黄帝外经》记录在案，从中我们可以得知，《黄帝外经》共有三十二卷。

可惜在历史洪流的冲刷下，这三十二卷医书已经逸散。1972～1974年，随着长沙马王堆汉墓群的发掘，一批医书随之出土，从其内容及行文风格分析，这批医书与《黄帝外经》有关，很有可能就是失传了几千年的《黄帝外经》。

马王堆汉墓出土的医书整理编订成十四部，其中有两部是直接以灸法命名的，即《足臂十一脉灸经》与《阴阳十一脉灸经》两部帛书。据专家考证，《足臂十一脉灸经》可能成书于春秋时期，《阴阳十一脉灸经》成书稍晚。

这两部灸经是迄今发现最早、较全面记载了人体十二条经脉循行路线及所主疾病的著作，揭开了经络起源的神秘面纱。其所记载的治疗方法都仅有灸法，是世界上现存最早的灸法专著。

由此可见，灸法早在西汉时期就已经有系统的理论专著了，同其他的中医外治疗法一样，灸法是有其理论基础作为指导的。此外，汉代张仲景的《伤寒杂病论》一直被后世尊为辨证论治的圭臬，书中以内治为主，但涉及灸疗的也不少。张仲景很重视灸药并用，以提高疗效。三国时期曹操之子魏东平王曹翕曾撰集《曹氏灸方》七卷（已逸），《肘后备急方》《千金要方》等对该书内容有所收录。华佗有《枕中灸刺经》（已逸），善灸术，取穴少而精，其所创华佗夹脊穴至今还在临床上广泛应用。

❋ 灸疗师的出现

唐代，是我国封建社会经济、文化十分繁荣的时期，灸疗学在这个时期也有了长足发展，已成为一门独立的学科。因为唐朝国富力强，达官贵人惜命爱身，再加上最高统治者也比较重视医药保健，艾灸此时不仅用于疗疾，还更多地用在保健上。

曾经做过唐朝宫廷御医的药王孙思邈认为针灸的作用不亚于汤药，灸法与针刺应配合使用。在唐朝与孙思邈有着同等功绩的人，王焘应该算得上一个，他的《外台秘要》倍加注重灸疗的应用，并专设"明堂灸法"一章，通篇皆论灸法，倡言"汤药攻其内，以灸攻其外"，对施灸的方法、材料以及灸法的禁忌等都有较详细的叙述。

王焘的《外台秘要》中有"人年三十以上，若不灸三里，令人气上冲目"的记载。大概是效果好，普及工作也做得不错，唐代以后人们都知道"若要身体安，三里常不干"的养生谚语了。

"灸师施艾炷，酷若猎火围。"在韩愈的诗歌里面，也有写到用艾灸的方法治疗疠疫，由此可知，早在唐朝就有了"灸疗师"专业职称的出现。可以想象，唐朝的达官贵人们，在需要保健疗疾之时，便召集自己的专用保健"灸疗师"上门，也是一道独特的风景。

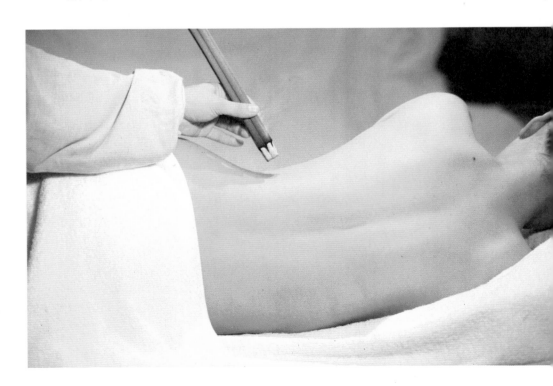

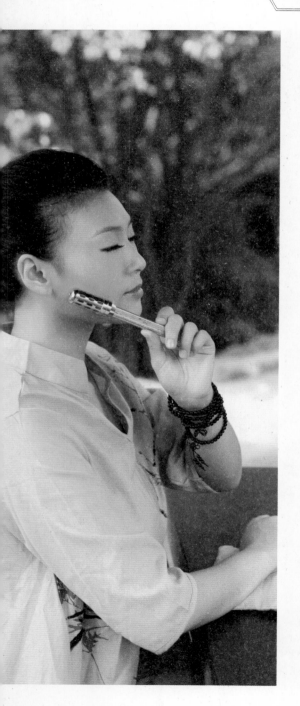

✳ 灸法在民间的流传

在宋代，宋太祖曾亲自为他的弟弟宋太宗施灸，宋太宗觉得痛，宋太祖便取艾自灸。《宋史》中这样记载："太宗尝病亟，帝往观之，亲为灼艾，太宗觉痛，帝亦取艾自灸。"这说明当时艾灸在统治阶层是被普遍接受并广泛使用的。

同时，宋代还有大批专业灸疗书籍出现，如《小儿明堂灸经》《膏肓俞穴灸法》《西方子明堂灸经》《明堂经》《针灸经》等。《扁鹊心书》提出，常灸关元、气海、中脘等穴，"虽未得长生，亦可保百余长寿"。宋朝官方组织修订的医方书《太平圣惠方》《普济本事方》《圣济总录》里也收集了大量的灸疗内容。由于官方的重视和推广，以及灸疗的显著效果，灸疗便很快在民间盛行。

元代窦桂芳辑《针灸四书》，将《太平圣惠方》一百卷内容及《小儿明堂灸经》抄录在一起，改名《黄帝明堂灸经》刊行，书中收录了大量古人灸疗的经验。关于"热证是否可灸"在此阶段有所争议。朱丹溪认为灸法可以"拔引热毒"，使"阳生阴长"，认为灸法可攻可补，完善了"热证可灸"的理论。

明朝时，灸疗的发展达到了高潮，灸疗的形式变得更适合于临床。灸法从艾炷烧灼灸法向艾条的温热灸法转变，并发展为往艾卷中加入药物进行辨证施灸。经过长期临床实践总结，出现了灸疮护理及晕灸处理的专论，灸法的养生保健作用也日益得到重视。

在清朝，针灸并没有得到官方的认可，但灸法治疗以其简便、灵验、价廉的特点仍然流行于民间，且发挥着不可替代的作用。在这一时期还出现了《神灸经纶》这样全面系统的灸法学专著。清朝末年，帝国主义的入侵使多数历朝名医编撰的典籍流落损毁，但灸法始终在民间流传着。

✽ 艾灸在现代重焕新颜

新中国成立以后，国家大力发展中医药，大批针灸古籍得到整理，针灸在教学与临床上得到了很大发展。温灸疗法因其操作简便、疗效确切，并且减少了直接灸的灼烧痛苦，在现代得到了大力的推广和发展，出现了许多诸如《灸绳》这样理论与临床紧密结合的灸疗专著。同时也出现了许多新的现代灸疗方法，如无烟艾灸，各种新式的灸具和温灸治疗仪亦被发明和应用。

温灸疗法除了用于治病、防病，还逐渐走入了美体、美容、保健行业，深受广大爱美人士的喜爱。现代对灸疗师的需求与日俱增，各大城市的艾灸养生馆如雨后春笋般开办起来，很多职业学校还就专业灸疗师开展了资格培训。与此同时，由于灸法简便易行，随着灸疗知识的普及推广，很多人开始自己动手，在家进行灸疗保健。

艾灸，这一天然绿色、无不良反应的中医外治法，开始焕发出崭新的容颜和勃勃生机。

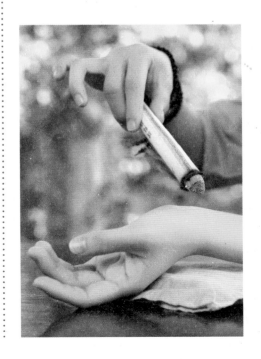

3. 艾材的选择和鉴别

艾草属于菊科植物，又名香艾、蕲艾、艾蒿，传统中医又将艾草称为医草，足见艾草在治疗与养生方面的重要意义。几千年以来，没有哪一味草药能像艾草一样，与普通人的生活结合得这么紧，这么自然。

人们用艾草泡澡，祛湿保健；燃烧干燥的艾草，除菌祛邪；悬挂艾草，驱蚊避凶；甚至很多人将艾草做成"艾叶茶""艾叶汤""艾叶粥"等看馔饮食。

入药的艾叶一般是指采摘后的干燥艾叶。其性温，味苦、辛，入脾、肝、肾经，能散寒除湿，温经止血，是一种妇科良药。适用于虚寒性出血及腹痛，对于妇女虚寒月经不调、腹痛、崩漏有明显疗效，中医常用艾叶入药的妇科经典成药有很多，如艾附暖宫丸、胶艾四物汤等。

艾灸所用材料为艾绒。艾绒实际应用的部分是干燥艾叶的叶脉部分，采摘后干燥的艾叶去除杂质后经过机器轧压，再经过滤与提取而成。

《神灸经纶》中说："凡物多用新鲜，唯艾取陈久者良。"《本草纲目》中也记载："凡用艾叶，需用陈久者，治令细软，谓之熟艾；若生艾灸火，则易伤人肌肤。"现代研究表明，新产艾绒内含挥发油较多，灸时火力过强，所以在艾灸时，大多采用陈久的艾绒作为施灸材料。

艾绒的品质差别很大，可依据的标准有三个，即产地、年代、纯度。

产地说：中药很讲求药材道地，即普遍认为中药的药性为天地之气载体，生于何地即有何用。艾叶本性为阳，中原地区阳气最足，所产艾绒品质为最优，具体即为河南省南阳市桐

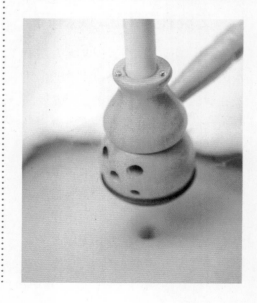

柏山一带。

年代说： 所谓的年代标准是指陈年艾绒较好。在实际应用中，陈艾的火力温和绵润，穿透力强且不燥烈，灸效显著，与普通新艾制品有不可同日而语之疗效。

现在市场上的艾制品虽都标为陈艾，但真正的陈艾少之又少，超过 5 年或者 9 年的陈艾仅存于少数藏家手中，业内有"第二沉香"的说法。

现在，随着中医艾灸的火热，市场需求量的增大，正规大厂已经开始有意识地存储艾绒，待到 3 年或 5 年后再售。可以说 2015 年之前，国内陈艾市场还是青黄不接的"真空期"。

纯度说： 所谓艾绒纯度是指在艾绒加工过程中，艾叶基础原料与最终成品艾绒的比例。通常搭配比例为 4：1 到 30：1 之间，越纯的艾绒越表现为颜色金黄，绒细如丝。

普通艾灸保健者没必要一味高标准地追求艾绒的品质的过度高标准，因为艾灸效果优劣不只是与艾绒品质相关，还与配穴、施灸环境等因素有很大的关系。但在艾灸时，使用没有杂质的艾绒制品却是非常有必要的，质地粗糙的艾绒杂质含量较多，艾灸时容易损伤经脉。

在这里教普通艾灸爱好者一个最简单的辨识艾绒优劣的方法：

把买来的艾条撕开，用手揉搓艾绒，然后放在一张白纸上，揉搓时手感柔软并且白纸无过多碎屑的为优质艾绒。

◆ 优质艾绒　　◆ 普通艾绒　　◆ 劣质艾绒

✳ 有烟艾与无烟艾

艾卷温和灸是用艾条点燃后对准穴位进行施灸，或者选用方便安全的艾灸工具进行施灸。

无论是艾卷灸还是工具灸，所用艾材都为两种，即加药的药艾和不加药的清艾。其应用区别很简单，清艾多用于常规养生保健，而药艾则是为了灸效更强而针对性地加入一些循经行窜的药物。

近年来市场上出现了避免艾烟污染的无烟艾产品，方便环保，效果良好。其实无烟艾条并非近几年兴起，古代即有无烟艾的生产工艺，其主要技术难点在艾炭粉的加工品质、黏合剂的使用及阴干祛除燥火流程上。优质的无烟艾产品使用上等艾炭粉为原料，附加天然黏合剂（如糯米粉），压模成型后需要在通风避阴的条件下保存最少一年才能使用，这样加工的无烟艾条，绿色环保、火力温和、气味纯正，更加符合现代人的使用习惯。

无烟艾条和有烟艾条现在都能在药店或网上买到，只要知道此类产品的优劣辨别常识，就能买到自己满意的艾灸产品。

在选购时，尽量选购质地细软绵柔、颜色呈土黄到金黄、气味芳香的优质艾绒。如果个人有兴趣，想享受一下艾灸DIY的乐趣，也可以自己采集或者到药房购买艾叶来手工制作艾绒艾条，体会自己动手的乐趣。

✳ 艾条优劣的鉴别

选购艾条时要注意，优质艾条整体挺拔结实、不松软，艾绒呈土黄到金黄色，质地柔软，无枝梗杂质，气味芳香，艾烟淡白、不浓烈不刺鼻，火力柔和不刚烈；劣质艾条则质地松软，杂质含量较多，甚至有刺激气味，艾烟发灰甚至发黑，火力微弱或者过于刚烈、不柔和。

若用质量不好或者杂质过多的艾条灸治，容易损伤经脉，不但不能治病，反而对身体有害。

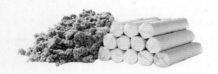

◆ 清艾条

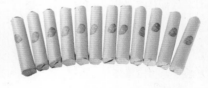

◆ 药艾条

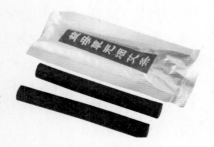

◆ 无烟艾条

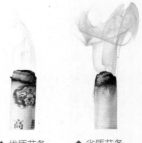

◆ 优质艾条　◆ 劣质艾条

4. 常用的艾灸疗法

艾灸保健养生的方法随着时间的推移与历史的发展，也经历着发展与转变，传统的灸法比如直接灸、隔姜灸、隔盐灸等方法，效果虽然显著，但由于损伤皮肤、操作复杂、艾烟污染、取穴难等诸多现实条件制约，现代人接受起来还是有一定的困难。

近年来，中医养生虽然火热，但艾灸这么一个优秀的养生方式一直没有广泛地传入千家万户，也与上述因素有直接关系。

本书力求给现代人提供一些具有实用与操作便利性的艾灸养生方法，以便更好地推广传统中医文化。在下文中笔者提到了多种自我艾灸保健的施灸工具，为了避免造成混淆，请大家先看下面总结的表格，即可清楚这些艾灸工具的使用特点。

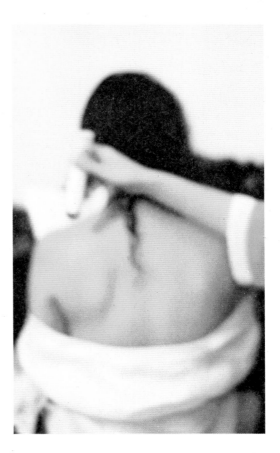

施灸方法与工具种类	特点与适合部位
简单的艾卷灸	精确的穴位点，全身都可
安全的艾灸盒	大的部位如下腹、腰部、膝盖、脊柱
灵活的艾灸罐	大的养生穴位如大椎、命门、关元、足三里
简便的艾灸棒	面部美容祛眼袋或四肢肌肉
发烧的艾灸椅	会阴部位及会阴穴，前列腺炎、痔疮人群

✤ 简单的艾卷温和灸

简便易行的艾卷温和灸是生活中最为常用的艾灸方法之一。其主要施灸理论是利用艾的纯阳温热之性，以穴位或是经络为载体，实现温经散寒、升阳举陷、祛湿止痛等多项养生保健功能，具体方法包括多穴同灸、循经往复灸、热火接力灸、定点灸、雀啄灸、回旋灸等。

多穴同灸 是指手持两根或两根以上的艾条，针对一个部位的不同穴位施灸的方法。其效果比单纯施灸一个穴位要强，比如灸胃寒时用三根艾条上下并列施灸上脘、中脘、下脘穴，就比单一灸中脘穴效果好得多；比如施灸女性下肢寒凉时，上面灸八髎、下肢同时配合灸双腿委中穴，效果会更好等。

循经往复灸 是指手持一根艾条或并列几根艾条，沿经络往复式慢慢移动的方法。此法主要用来增加艾热的循经效果，比如要施灸整个督脉时就可以并列手持四根艾条沿督脉上下循环，效果比较突出。

热火接力灸 是指当施灸时发现热力感传到一定部位后停滞不前，再加一根艾条在艾热停滞的部位进行加灸的方法。热力传感停滞不前往往是因为经络淤滞、气血不通所致，这时加灸停滞部位，就能引导艾热继续循经而行。这种接力灸法在四肢部位施灸时应用较多。

定点灸 是将艾条的一端点燃，在距离施灸部位一定距离处悬停，进行不间断的熏灼的方法。其技术关键点是着火点与皮肤之间的距离控制，以"温热而不灼痛，艾热入经而不浮于皮表"为宜。因为不同部位、不同的艾条、不同的人都会有不同的热力感受，所以没有办法给一个固定的距离标准，但根据经验，以5厘米左右为标准距离，可以再根据受灸者的感觉进一步调整，往往能找到一个适合的灸距。

雀啄灸 是将艾条燃着的一端悬置于施灸部位上方，一上一下地活动施灸，像鸟啄食一样的方法。此法旨

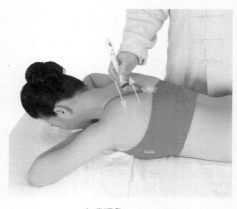

◆ 雀啄灸

在通过不同的灸火距离产生程度不同的艾热刺激，更好地激发穴位调节本能，有助于艾热尽快循经而入，发挥效果。雀啄灸法经常单独使用，多用于定点灸法之前，用以激活穴位。

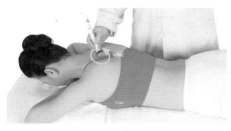

◆ 回旋灸

回旋灸 是将艾条的一端点燃，在距施灸部位皮肤一定距离处往复回旋施灸，目的是使受灸的部位以最快的速度达到温热效应，有利于灸感的产生。但也有特别的施灸情况，施灸目的只在于皮肤表面而不求艾热入经或入穴，比如病变面积较大的风湿痛、软组织损伤、皮肤病等。

艾卷温和灸在操作时需要注意以下几点：

一是注意适时刮拭艾灰，以免艾灰落下烫伤皮肤。

二是注意防火，使用过的艾条一定要及时用专门的灸熄灭火并置于安全之处，在施灸过程中如需要暂时放置燃着的艾条，也要艾火向上置于专门的灸座内，以免引起火灾。

三是灸后如果施灸部位觉得灼烫，为了减少灼痛与防止灸后出水疱，可以适当涂抹专用的防烫膏，用传统工艺加工的防烫膏同时还能增加施灸穴位的透皮效果。

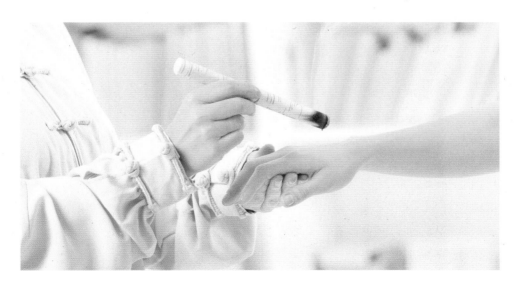

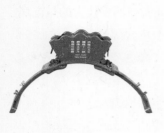
◆ 悬灸仪

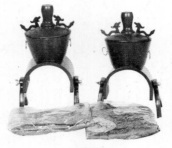
◆ 膝灸仪

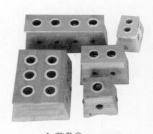
◆ 艾灸盒

❋ 安全简便的艾灸盒

随着艾灸养生的普及，越来越多注重健康与养生的人们开始尝试着在家里自我艾灸保健。受限于专业经穴知识的缺乏，大多数艾灸爱好者更热衷于选用安全简便的工具辅助灸。

看到有一些书籍中推荐自己制作简易的艾灸盒进行灸治。在我研究艾灸的 10 余年里，我接触了很多在家中自我施灸时被灼伤的灸友，其中就有一部分是用自己制作的灸具施灸造成的，有很多人没灸好问题反倒成了"小白鼠"，所以我并不提倡自己制作灸盒灸治。

现在市场上有很多温灸盒出售，根据安全程度不同、专业程度不同，价格从几十块钱的木质、竹质温灸盒到几百元的专业悬灸仪都有，大家可根据自己的需求选择。

❋ 灵活方便的艾灸罐

前文提到徒手持艾条温和灸和借助艾灸工具辅助灸，这两种灸法都有各自的优势及特点：手持灸火力控制准确，但安全性差一些，又显得麻烦；艾灸盒及悬灸仪施灸面积大，又安全简便，适合灸大面积部位如脊柱、下腹、后腰、膝盖等，但缺点是要受灸者躺在床上才能实现，灵活性稍差一些。

现在有些灸友已经把艾灸养生变成了一种离不开的生活习惯，大椎、足三里、命门、关元，这些都是灸友们经常施灸的养生大穴，那有没有一些产品可以固定在身上这几个大穴，安全简单又效果好呢？下面几种不同材料的艾灸罐可以帮您解决以上的问题，其特点是可以固定在穴位上，自由走动，灵活方便。

✿ 艾灸棒美容舒缓灸

艾灸棒大部分为金属制作，有钢制与铜制两种，使用起来简单、安全，深受年轻人的喜爱。艾灸棒的主要特点是比较适合施灸面部或肌肉比较厚的地方，比如隔着面膜施灸祛女性眼袋或随手用艾灸棒滚动施灸酸痛的肌肉等等。稍粗的艾灸棒一般可用于肌肉较多的部位，如四肢配合使用直径为 1.5 ～ 1.8 厘米的优质艾条；比较细的艾灸棒比较适合用于面部和眼部的美容保健，配合使用的是直径 0.7 厘米的艾条。

✿ 发烧友的艾灸椅

随着喜爱艾灸人群的增多，为了更好地享受艾灸带来的健康和喜悦，灸友们想出了很多奇妙的施灸方法，甚至不计成本，业内称这部分人群为"艾灸发烧友"。文中给大家展示的就是源于一个艾灸发烧友的作品——艾灸椅。

最初有一部分患有前列腺炎、痔疮、阴道炎的灸友试图施灸人体一个极为重要的穴位：会阴穴。此穴因处于下方，很多喜欢修静功的养生人士经常将此穴与头顶百会穴相比，称为"天穴"与"地穴"。会阴穴中医称为"一源三岐"所在，即指其为冲脉、任脉、督脉所共出之处，极为重要，效果虽然显著但施灸极为不便，这也就激发了艾灸椅这样的想法。

此外还有不以艾为主要原料的灸法，比如灯芯草灸、元寸灸、电器灸等等，因本书主要针对非专业人士阅读，家中实际操作并不会经常用到，在此就不再赘述。

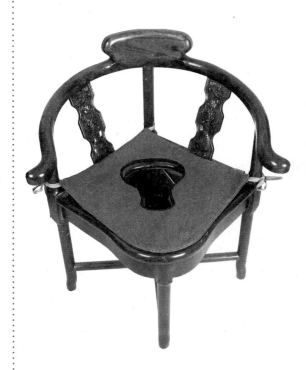

◆ 艾灸椅

5. 六淫导致的疾病

平时，我们总听到中医师说"气滞血瘀、寒邪阻肺"，这到底是怎么一回事呢？中医发展了千年，对疾病的致病因素有深刻的认识。

中医理论把致病外邪分为六淫：风、寒、暑、湿、燥、火。这 6 种外界正常的自然气候如果侵入了人体，造成人体内的气血不通或者亏虚，人就得病了。

风邪	病位游移不定；发病急骤，变化无常；多兼其他病邪	肝
寒邪	表现寒象；阻滞气血，多见疼痛；腠理、经脉、筋脉收缩拘急	肾
暑邪	上犯头目，扰及心神；易伤津耗气；多见暑湿夹杂	脾、心
湿邪	易阻滞气机；病程缠绵难愈；多见头身肢体困重	脾
燥邪	易耗伤津液；易于伤肺	肺
火邪	易伤津耗气；易扰心神；易致阳性疮痈	心

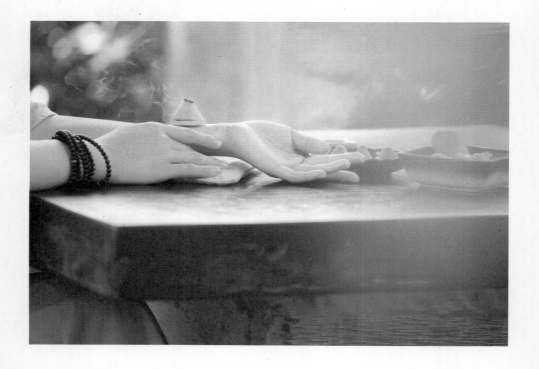

我们在辨别了致病的因素之后，就可以判断这个人是中了寒邪还是风邪等。

除了前面所说的疾病变成了常见病外，这些常见病还有一个共同的特点，就是患病的根源多是因为寒邪或者是各种原因导致的气滞。

为什么寒邪这么容易侵袭现代人的身体？

为什么这么多现代人的身上都有气滞存在？

其根源就是她们的元阳虚。

是什么造成了现代女性的元阳虚呢？

主要原因应该是社会原因，现代女性比古代女性更多地参与社会分工，透支式的工作与生活方式消耗了女性的元阳。在多年的女性养生临床中我们发现一个特别的现象，从事企业管理、社会活动、演艺等行业的女性，相较于生活规律的半居家型的女性，患寒证与虚证的概率更高，这也是现代女性应该慎重思考的一个生活与生命话题。

所以，归结现代人的病根儿，我们认为主要原因有三个：元阳虚、寒邪、气滞。知道了病根儿，那么平时在生活中我们就要尽量保养自己，远离这些外邪。

元阳虚	
透支式工作	易疲劳、免疫力低
流产及不正确减肥	宫寒痛经、手足不暖
饮食不规律或节食	消化差、便溏
大龄受孕及分娩	经量少、提前绝经

寒邪	
冷饮	脾胃寒痛
空调冷气	关节寒痛
贪凉露宿	全身酸痛

气滞	
郁怒不解	胸胁胀痛、头胀头痛
思虑过度	食欲不振、脘腹痞满
突然受惊	气血失调、惊慌失措

女人，
你艾了吗

6. 轻松取穴的小技巧

　　近年来，中医养生火热，各种各样的外治养生方法，人们都愿意去了解、去体验，但摆在大众面前最现实的难题就是：自己如何准确地找到相应的穴位。

　　在实际临床中，我们也发现很多养生爱好者抱怨自我养生的效果没有书上说的好，主要结症也在找不准自身的穴位。所谓"俞穴不清，效多不明"，在艾灸自我养生中，同样需要把自身的穴位找准，才能获得更好的施灸效果。

　　灸学泰斗周楣声曾在《灸绳》中说："灸是指用火在孔穴上进行烧灼之意。"并认为"艾热必须作用在孔穴的一点上，效果才能发挥，感传才能出现，使气至病所"。从周老的论述中不难看出，基于效果的艾灸养生，穴位点的准确性至关重要。普通的家中自我养生则不必过分强求，但作为

普通人身高不同、体重不同、胖瘦不同，如何能一次准确地找到相应的穴位，的确给养生界人士提了个巨大的难题。

　　早在 2005 年，广州汉灸的陈国平老师与众多艾灸知名企业研发人员及解剖专家、经穴专家等探讨过如上问题，后来经过几十人近五六年的辛苦探索，终于发明了一套简单准确的取穴方法，这就是汉灸取穴法及取穴尺，并获得了国家发明专利。

　　汉灸取穴法根据人们不同的身高，以标准模版辅助有效修正的方法，将传统取穴中的"寸"换算成厘米，再配合一定的工具便能准确地定位相

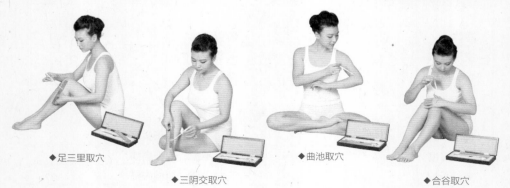

◆足三里取穴

◆三阴交取穴

◆曲池取穴

◆合谷取穴

应穴位。经过几年的应用，这套取穴方法得到了业内众多人士的认可并广泛使用。在此展示给广大的养生爱好者，希望大家不再为取穴不准而发愁。

当然，除了以上提到的汉灸取穴法，传统中医所应用的取穴方法虽然有些繁复，但也是可行的，下面为常用中医自我取穴方法参照。

❋ 手指度量法

中医里有"同身寸"一说，就是用自己的手指作为穴的尺度。人有高矮胖瘦，骨节有长短不同，虽然两人同时各测得 1 寸长度，但实际距离却是不同的。

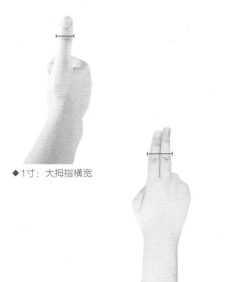

◆1寸：大拇指横宽

◆1.5寸：食指和中指二指指幅横宽

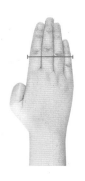

◆3寸：食指、中指、无名指和小指四指指幅横宽

❋ 标志参照法

固定标志：如眉毛、脚踝、指甲或脚趾甲、乳头、肝脏等，都是常见判别穴位的标志。如：印堂穴位于双眉的正中央；素髎穴位于鼻尖处。

动作标志：必须采取相应的动作姿势才能出现的标志，如张口取耳屏前凹陷处即为听宫穴。

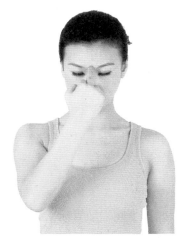

◆印堂穴

女人，
你艾了吗

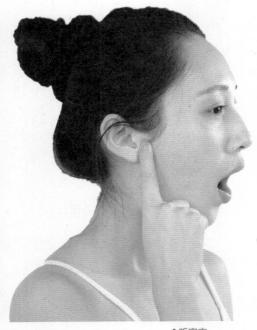

◆听宫穴

✳ 身体度量法

利用不受人体活动且影响固定不移的身体部位及线条作为简单的参考度量（如五官、指甲、乳头、肚脐及骨节突起），也是找穴的一个好方法。如膻中穴在前正中线上、两乳之间。

✳ 徒手找穴法

触摸法：以大拇指指腹或其他四指手掌触摸皮肤，如果感觉到皮肤有粗糙感，或是有刺般的疼痛，或是有硬结，那可能就是穴位所在。如此可以观察皮肤表面的反应。

抓捏法：食指和大拇指轻捏感觉异常的皮肤部位，前后揉一揉，当揉到经穴部位时，感觉会特别疼痛，而且身体会自然地抽动想逃避。如此可以观察皮下组织的反应。

按压法：用指腹轻压皮肤，画小圈揉揉看。对于在抓捏皮肤时感到疼痛想逃避的部位，再以按压法确认看看。如果指头碰到有点状、条状的硬结就可确定是经穴的位置。

7. 艾灸疗法的适应证和禁忌证

用艾灸治疗、保健，没有任何的不良反应，用艾条温和灸或工具灸等新方法更是方便易行，不会出现直接灸所要承受的痛苦以及灸疮瘢痕。运用中医基础指导艾灸，辨证论治，则疗效更为确切。因此，在实施艾灸疗法前，我们要注意以下几个方面。

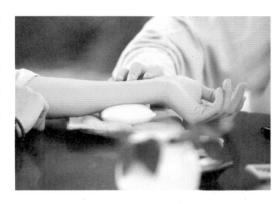

✳ 适应证

所谓艾灸的适应证，指的是适合用艾灸治疗的各种病证。

中医的辨证方式有很多，其中八纲辨证是最基础，也是我们最容易理解的辨证方式。八纲是指中医将各种病证归纳为表里、寒热、虚实、阴阳八种类型。

八纲辨证

表证：**皮肤、肌肤和浅表的经络属于表病。病的位置在肌表，病位浅，病情轻。**

里证：**脏腑、血脉、骨髓及体内经络属于里病。病的位置在脏腑，病位深，病情重。**

寒证：**感受寒邪或者机体阳气不足所表现的证候，阴盛或阳虚则表现寒证。**

热证：**感受热邪或者机体阳气偏盛所表现的证候，阳盛或阴虚则表现热证。**

虚证：**正气不足所表现的证候，更多表现为正气不足，邪气也不盛。**

实证：**邪气过盛表现出来的证候，邪气盛，但正气尚没有衰弱。**

阴证：**里、虚、寒都属于阴证，一般阴证多数是指属于里证的虚寒证。**

阳证：**表、实、热都属于阳证，一般阳证多数是指属于里证的实热证。**

艾灸的适应证很广泛，无论表里、寒热、虚实、阴阳，都可以选用艾灸进行治疗。

艾灸也具有奇特的保健、养生、美容的功效，所以有"灸治百病"的俗话流传。不仅俗话这么讲，专业的医家也是这样认为的。明代医学家李时珍曾说，艾灸能治疗百种病邪，让重病的人得以健康安泰。

《本草纲目》中记载："艾叶，生则微苦太辛，熟则微辛太苦，生温熟热，纯阳也。可以取太阳真火，可以回垂绝元阳……灸之则透诸经，而治百种病邪，起沉疴之人为康泰，其功亦大矣。"

而历代医家对于艾灸适应证争议最大的是"热证是否可灸"。

汉代名医张仲景告诫人们，热证灸治会引起不良后果，无论是阳盛的热证还是阴虚的热证，都不可以用灸法。清代医家王孟英认为"灸可攻阴"，不主张将灸法用于热证。近代很多艾灸教材也把热证列为禁灸，还有些人甚至认为"用之犹如火上添油，热势更炽"。

然而，《黄帝内经》有"热病二十九灸"之说；明代龚居中在《红炉点雪》中明确指出灸法适用于寒热虚实诸证，无往不宜。现代针灸专家周楣声先生曾用灸法治疗各种属热证的疾病，均取得很好的疗效，并经过多年的理论研究和临床实践，认为不仅热证可灸，且灸法对热证的疗效非常好，如灸大椎穴有很好的退热作用等。

其实，古代少数医家所提倡的"禁灸说"指的灸法是将艾绒放在皮肤上的"瘢痕灸"法。现代人常用的是工具灸和艾卷温和灸。经过国内多名艾灸专业人士的多年临床实践证明，使用现代工具灸法和艾卷温和灸保健养生，全身都可以施灸，没有"禁灸"的说法。

✿ 禁忌证

灸法适用范围广，属表里、寒热、虚实、阴阳的疾病均可灸治，但基于本性为"火"的属性和传统中医"寒用热法"的宗旨，相比较其他症疾，灸法对"寒"证的效果相对显著，而对于外感温病、阴虚、内热、实热证，如果施灸者对灸法操作不熟悉，这类疾病则应酌情施灸，以免加重病情。

即便是使用相对安全的艾卷温和灸和现代工具灸法，也不适宜在被灸者过劳、过饱、过饥、酒醉、大渴、大惊、大恐、大怒的情况下施行。另外，位于面部、重大器官及大血管分布的区域，如颈部大动脉、心脏的区域禁灸，孕妇的腹部与腰部，严禁使用"瘢痕灸"法。

8. 疾病转好的特征

　　有一些人反映，在艾灸治疗的过程中，本来没病好好的，却灸出别的毛病来。或者本来是这里的病，艾灸后那里却出现了别的毛病。这其实是艾灸过程中出现的各种"排病"反应，是疾病开始好转的象征，此时应该坚持灸疗，会取得更好的疗效。以下是比较常见的几种"排病"现象。

❀ 口渴

　　有些人在艾灸之后会口渴，这是正常的。这是因为艾灸时体内新陈代谢加速所致。艾灸后可以适量多喝红糖水或温开水，有助于身体排出毒素。注意不要喝菊花茶等寒凉性质的饮料，否则会影响艾灸的效果。

❀ 皮肤潮红

　　有很多人艾灸后身上会出现很多类似于过敏的红疹，其实这并不是过敏，而是元气逐渐旺盛后驱赶病邪外出的表现。艾灸时，由于热力的作用，会使局部的毛细血管扩张，刺激血液流动，所以会出现皮肤潮红的现象。此时应该继续施灸直至病邪完全排除，防止病邪入里侵蚀脏腑。

❀ 上火

　　很多人在艾灸后会出现口干舌燥的现象，这表明体内阴阳正在调整，阴不胜阳。这时可以多喝点温开水。

　　有的人甚至还会觉得喉咙异常干燥，而且会出现西医所诊断的各种炎症。这是因为病邪在逐渐外发，出现炎症的地方正是病邪被驱赶外排的地方，此时应该继续坚持艾灸，直到病邪完全被排除。

❀ 传感现象

　　施灸部位或远离施灸部位产生其他感觉。透热，艾灸热能从施灸处皮肤表面直接向深部组织穿透，甚至直达胸腹腔脏器扩热。灸热以施灸点为中心向周围扩散传热，并开始循经络向远部传导，甚至直达病灶。施灸部位不热，而远离施灸部位感觉很热，表面不热（或微热），而皮肤下深部组织，甚至胸腹腔脏器感觉很热。施灸部位或远离施灸部位产生其他非热感觉，例如酸、胀、麻、热、重等。

上述灸感传导之处，施灸部位产生的热、胀、痛等感觉发生深透远传，所到之处病症随之缓解。

灸感传导主要通过经络来完成，所以有灸感传导的病人体内经络比较通畅，康复速度也比较快。

❋ 失眠

艾灸后有一些人会出现失眠的症状，一般初次艾灸后的失眠多表现出疲乏无力，此时应该继续施灸。经过一段时间的艾灸后，即便还有睡眠少的现象，白天也会精力充沛，不会出现疲乏无力的现象。

这是艾灸治疗的过程中可能会出现的一种反应，如果精力充足，则不需要因为睡眠时间的不足而烦恼，也不要刻意用安眠药帮助入睡来凑够睡眠的时间。

❋ 抑郁

还有很多人会出现类似抑郁症的现象，会感觉体内郁积着气息。这是因为艾灸在调整全身气血，使原本壅滞的气息被激荡而被人体感受到。

这时可以找人倾诉，也可以到旷野处大哭或大喊，一定要发泄出来，不要郁闷在心，免得徒增新疾。

❋ 出现灸疱、灸疮

通常用工具施灸或艾卷温和灸，很少有人起水疱（灸花），一般出现水疱的人都为湿气过重之人，有的人水疱并没有出现在艾灸部位，而是出现在其相应的经络上，这就是中医的神奇之处了。

其实，这是邪气外排的表现。但凡起疱的部位，都有病邪存在，都要给它一个出路，那么就起疱了或者起红疹了。往往疱愈后，身体内的疾病就会感觉少了一些。

出现灸疱之后不要惊慌，应该注意以下几点：

1. 停止艾灸或对着灸疱灸，待灸疮愈合后，继续施灸。如果灸疱面积较大，可用清艾条温和灸的方式来温灸疱面，这样疱容易萎缩、结痂，恢复也就快一些。

2. 注意对灸疱处皮肤的保护，避免衣服摩擦，也不可用敷料盖住灸疱。

3. 小的灸疱可以自然吸收，大的灸疱可以用消过毒的针具刺破，然后用药用棉签拭干渗出的液体。过几天，灸疱会萎缩、结痂。用针刺破水疱，可以用药店卖的一次性放血针，也可以用家里缝衣服的针，但要消毒之后才能使用。

灸疱破溃受感染化脓后，我们就称之为灸疮。

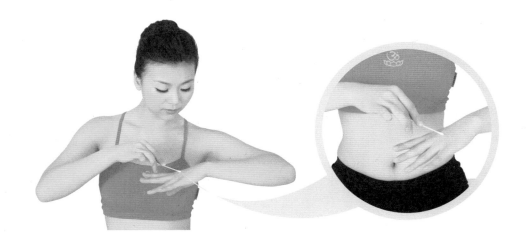

出现灸疮也不用怕，从实践来看，发灸疮的人康复得会更快一些。灸疮溃烂出脓一般先从周围开始，在灸后20天左右结黑痂脱落。

灸疮溃发后，可以每天在灸疮周围用浓度为75%的酒精消毒，用干棉球吸干表面脓液，不可以清理脓苔，否则不但会引起灸疮疼痛，还会阻碍脓液外渗。

灸疮期间应坚持温和灸，使创面干燥、早日结痂，也可使艾灸效力持续。

PART 02
生活小病痛

和男人比起来，

病痛似乎更"偏爱"女人：

穿得少点会感冒，吃得辣点会上火，

熬夜会有黑眼圈。

而你永远搞不明白自己

为什么总会有这样那样的病痛。

能否有一种不用打针也不用吃药的良方

来祛除这些讨厌的疾病？

那就试试艾灸吧，

艾灸活血化瘀、扶阳固脱、补气养血的特质

将是你消除这些小病小痛的好帮手。

学会艾灸，能让你成为轻女人

——身轻松、心轻盈。

1. 缓解偏头痛

作为一名医生，我每天的工作既忙碌又复杂。说忙碌，是因为每天都是大清早来到单位，换上工作服，为患者解决难题，想上个厕所都得挤时间。说复杂，是因为每天要面对不同的人，针对各种不同的病情做出诊断。

往往一天下来，我已腰酸背痛腿抽筋。好在我能够及时给自己放松，调节情绪，可很多白领就不一样了。许多人在一天的工作之后总觉得头昏脑涨，严重时感觉头像要爆炸了似的。而且我发现，来就诊的患者中，有不少人有偏头痛的毛病。

患者李菲就是其中典型的一位。她在一个大型集团公司当经理，是令人羡慕的金领。可是李菲却觉得自己对现在的工作越来越力不从心。她每天要处理各种大大小小的事情，忙得几乎连吃饭的时间也没有。通常写字楼里的人都下班了，她还一个人坐在电脑前。这阵子她发现对着电脑看着看着头就突然很疼，像有人拿着铁丝在脑子里使劲搅动一般，脖子和肩部也酸疼得很。

这种症状持续一段时间之后，李菲觉得再这样下去，自己好不容易得到的这个职位可能要不保，于是到灸疗馆找我看病来了。

我轻轻按按她的头部，她就疼得叫出声来，再按按颈部和肩部，她居然疼得不让我碰。

我让她深呼吸，思想尽量放松，并告诉她："你现在属于'亚健康'人群，你的头痛病叫作紧张性头痛，主要是因为工作或者学习压力过大，导致情绪焦虑紧张引起的。"我问她是不是心里装的事情太多，李菲点点头说，因为自己很独立，什么事情都是自己做决定自己动手，有什么不顺心的事也从不跟别人讲，而是闷在心里。加上这段时间要独立负责一个项目，她总是担心做不好，每天都觉得精神紧张。

我说："这就是你头痛的根源呀，你每天压力大心情不好，肝受到影响，肝郁气滞，没有发泄的出口，火气就只能直冲而上了。作为医生，我建议你以后有什么不顺心的事情多跟别人交流，不要再憋在心里，否则更容易导致头痛的发生。就像一个水龙头开关，当你心里聚集了太多的闷气无法发泄，所有的水流就只能被堵在开关处。而我们的头部就是这个'开关'。"

选穴汇总

这以后她天天都主动过来做艾灸，治疗的过程中，李菲跟我打开心扉说了许多心里话，紧张的情绪也得到了缓解。一段时间之后，李菲惊喜地告诉我，她的偏头痛居然再没有发作。

✿ 足临泣穴、中渚穴、外关穴、风池穴、率谷穴

取穴精要：

足临泣穴： 在足背外侧，第四、五趾间，趾蹼缘后方赤白肉际处。艾灸此穴有疏肝息风、化痰消肿的效果，可治疗肝火上扰而导致的头痛、眩晕、目痛等病症。

中渚穴： 在手背外侧，小指与无名指根间下2厘米，手背凹陷处。艾灸此穴对耳聋、耳鸣、头痛、头晕、咽喉痛、失眠等症具有非常好的疗效。

外关穴： 在前臂背侧，腕横纹上2寸，两骨之间凹陷处。艾灸此穴能清热解表，通经活络。

风池穴： 在项部，枕骨下缘，胸锁乳突肌与斜方肌之间的凹陷处。艾灸此穴能让艾热直接作用于颈椎，祛除颈椎寒湿，解决偏头痛等问题。

率谷穴： 头部，当耳尖直上入发际1.5寸，角孙直上方。艾灸此穴主治偏头痛，对醒酒也有良好的效果。

取穴技巧：

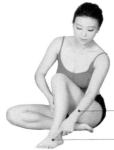

中渚穴 手背外侧，小指与无名指根间下2厘米，手背凹陷处。

率谷穴 头部，当耳尖直上入发际1.5寸，角孙直上方。

风池穴 用手摸到颈部两条大筋外缘的陷窝，在发际的凹陷处，与耳垂齐平。

外关穴 在前臂背侧，腕横纹上2寸，两骨之间凹陷处。

足临泣穴 在足背外侧，第四、五趾间，趾蹼缘后方赤白肉际处。

灸法

❋ 有烟艾条灸

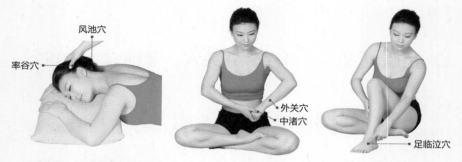

风池穴
率谷穴
外关穴
中渚穴
足临泣穴

步骤①：拇指按摩足临泣穴、中渚穴、外关穴、风池穴、率谷穴，每穴按摩5分钟
左右。按摩顺序依次为率谷穴、风池穴、外关穴、中渚穴、足临泣穴。

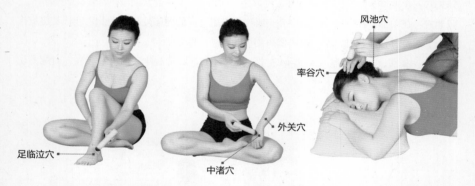

风池穴
率谷穴
外关穴
足临泣穴
中渚穴

步骤②：用艾条灸足临泣穴、中渚穴、外关穴、风池穴、率谷穴，每穴灸10分
钟。灸法顺序依次为足临泣穴、中渚穴、外关穴、风池穴、率谷穴。

操作要领

1. 按摩穴位的同时用酒精灯点燃艾条。
2. 注意观察受灸者对温度的反应，适时调整。
3. 注意随时清理艾条上的艾灰，避免掉落烫伤受灸者。
4. 手法上采用定点温灸、回旋灸、雀啄灸配合运用。
5. 每穴以灸至皮肤红润为度。

2. 根除眩晕小病症

在许多人眼里，十三四岁的女孩子正是豆蔻年华。她们处在身体的发育期，浑身上下充满朝气与活力。甚至有人觉得，这个年龄应该是身体最健康的时候。

一次饭局上，一个朋友带着她十四岁的女儿子琪来参加。小姑娘很有礼貌，但面对那么多好吃的，她却一点食欲都没有，任凭妈妈怎么哄也没有用。我看看这个沉静的小姑娘，心里不由得有些担心。

她妈妈不好意思地对我说，子琪不仅食欲不好，连个子也比别人矮了半个头。最让她担心的还是子琪最近总莫名其妙地头晕。子琪一听这话，突然用她这个年龄特有的调皮劲给我描述说："叔叔，你看，我就是这样晕了。"

说着，她先扶着额头，之后就踉踉跄跄地，有些站不稳的感觉，然后整个人就旋转起来，最后扑倒在妈妈怀里。所有人都被这个漂亮聪明的小姑娘逗得笑起来，唯独她妈妈眉头紧锁。

我见形势不对，就问她，子琪平时还有什么症状吗？

子琪妈妈说，她就是经常头晕。走路走着走着就觉得眼前一抹黑，如果蹲着再站起来更加明显。去医院检查，医生只是说有些贫血，并没有大毛病。

听她这样说，我让她不用太着急，子琪的这种贫血症状是可以改善的。中医认为她这种症状与脾虚气血生化不足有关，她的食欲不好导致身体吸收的营养不足，平时多加以调理就会好起来。

爱女心切，子琪妈妈问我有没有什么好的办法，只要有机会，她肯定要努力尝试。我笑着说："不仅要你去做，还得要子琪配合。"子琪在一旁懂事地说："妈妈为了我这么操心，我一定听话。"

我建议子琪妈妈去药店买些补气血的药，同时叮嘱子琪要按时多吃饭，不能挑食。并让她顺带几盒艾灸条回去给子琪灸疗，不出一个月，子琪的头晕症状就会得到缓解。

果然，一个多月后，再见到子琪，她已活泼了许多，头晕的症状也减轻很多。听子琪妈妈说，她学习越来越好，有一次还考了班上第一名。

选穴汇总

百会穴、足三里穴、中脘穴、气海穴

取穴精要：

百会穴：在头顶部，正中线上，两耳尖连线中点，或前发际中直上5寸处。艾灸此穴有息风醒脑的功用，对缓解高血压有很好的效果。

足三里穴：小腿前外侧，犊鼻下（膝盖骨下缘）3寸，距胫骨前缘约一横指处。艾灸此穴能调节机体的免疫力，增强抗病能力，调理脾胃，补中益气。

中脘穴：在上腹部，前正中线上，当脐中上4寸处。中脘穴是任脉和小肠经、三焦经及胃经的交会穴，艾灸此穴有和胃健脾、降逆利水的功效。

气海穴：在下腹部，前正中线上，当脐中下1.5寸处。艾灸此穴能益气助阳，增强体内气血运转能力。

取穴技巧：

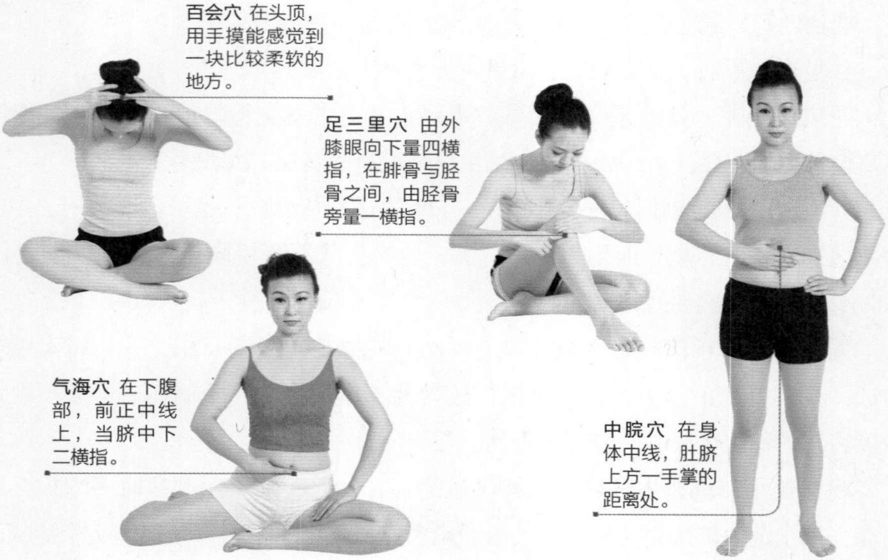
百会穴 在头顶，用手摸能感觉到一块比较柔软的地方。
足三里穴 由外膝眼向下量四横指，在腓骨与胫骨之间，由胫骨旁量一横指。
气海穴 在下腹部，前正中线上，当脐中下二横指。
中脘穴 在身体中线，肚脐上方一手掌的距离处。

灸法

✳ 有烟艾条灸

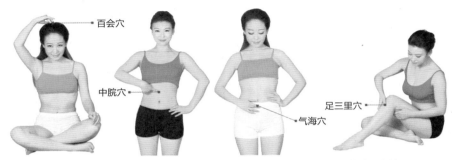

百会穴
中脘穴
足三里穴
气海穴

步骤①：拇指按摩百会穴、足三里穴、中脘穴、气海穴，每穴按摩5分钟左右。按摩顺序依次为百会穴、中脘穴、气海穴、足三里穴。

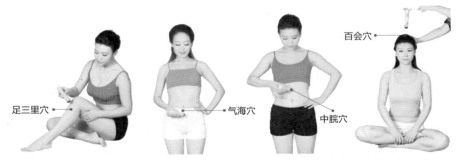

百会穴
足三里穴
气海穴
中脘穴

步骤②：艾条灸百会穴、足三里穴、中脘穴、气海穴，每穴灸10分钟。灸法顺序依次为足三里穴、气海穴、中脘穴、百会穴。

操作要领

1. 按摩穴位的同时用酒精灯点燃艾条。
2. 注意观察受灸者对温度的反应，适时调整。
3. 注意随时清理艾条上的艾灰，避免掉落烫伤受灸者。
4. 手法上采用定点温灸、回旋灸、雀啄灸配合运用。
5. 每穴以灸至皮肤红润为度。

艾灸小贴士

◇施灸期间注意休息。
◇在做艾灸前可用莲子与柏子仁煮水泡脚，可以安神养心。
◇适量运动，保持乐观心态，适时调整自己的情绪。
◇适当配合喝些安神补脑液等。
◇每天1次，10次为1个疗程，2~3个疗程即可。

3. 解决嘴唇干涩问题

风靡全球的性感女神玛丽莲·梦露拥有令所有男人都神魂颠倒的精致容颜，然而最迷人的还是她那水嫩红艳的嘴唇。

想要拥有迷人的双唇可不是件容易的事情，许多人都选择去化妆品专柜买个唇膏了事。但如果嘴唇干燥起皮了，擦唇膏也不管用。有人说，那就多喝点水补充体内水分。然而，这些都是治标不治本。

我的朋友李洁是做销售的，她曾因为这个事情差点丢了一个大单。有一次她带一个刚来公司不久的同事王小姐去和客户谈生意。李洁说这单生意原本已十拿九稳，但那天和客户谈完之后，客户居然不愿意跟他们合作了。

百思不得其解的李洁打电话过去回访，才知道原来问题出在王小姐身上。那天李洁和客人在谈合作，王小姐坐在身后没有什么事情可做，就拿出小镜子来照照，看见自己的嘴唇都干得起皮了，她就忍不住拿出唇膏来抹，还不停地挤鼻子周围的小痘痘。这个事情被客户看在眼里，当时没说什么，但心里觉得王小姐这个举动太随意了，认为自己不被重视。他甚至开始怀疑李洁所在公司的实力和诚意，因此打消了和他们合作的念头。

得知原因之后，老板狠狠地批评了王小姐，此事引起了李洁的重视。作为销售，她们需要经常出差，而且要不断和客户沟通，往往一个单子要口干舌燥地和客户谈上好几个月。她发现自己也经常会出现王小姐这种状况，容易"上火"，嗓子沙哑疼痛，鼻腔也干热。

中医认为，嘴唇易干燥脱皮的人主要有两类：第一类是风火热毒型人群。这类人群喜食辛辣咸酸食物，导致脾胃湿热内生，再外感风寒，就会引起湿热上行，火气郁结在唇部导致唇炎。第二类是血虚风燥型人群。这类人气血虚弱，脾胃失去调养的来源，外感燥热之症候，便易损伤阴气，体内火气过多上窜使唇部火气郁结。像李洁这样长期在外出差，饮食不规律的人，就容易出现因血虚风燥引起的嘴唇脱皮、干涩等现象。

艾灸具有调养脾胃、益气养血的功效，经常艾灸能有效改善这些症状。

选穴汇总

✽ 大椎穴、肺俞穴、风池穴、风门穴

取穴精要：

大椎穴： 位于后正中线上，第七颈椎棘突下凹陷处。艾灸此穴能让艾热直接作用于颈椎，祛湿润肺。

肺俞穴： 在背部，第三胸椎棘突下，两侧旁开1.5寸处。艾灸此穴能补益肺经的气血，解决嘴唇干裂等问题。

风池穴： 在后颈部，枕骨之下，与风府相平，胸锁乳突肌与斜方肌上端之间的凹陷处。艾灸此穴有快速止痛、保健调理的功效。

风门穴： 在背部，第二胸椎棘突下，旁开1.5寸处。艾灸此穴有宣通肺气、调理气机的作用。

取穴技巧：

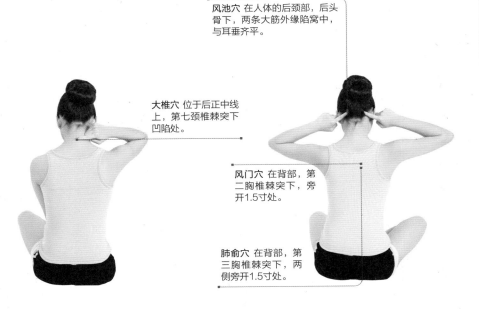

风池穴 在人体的后颈部，后头骨下，两条大筋外缘陷窝中，与耳垂齐平。

大椎穴 位于后正中线上，第七颈椎棘突下凹陷处。

风门穴 在背部，第二胸椎棘突下，旁开1.5寸处。

肺俞穴 在背部，第三胸椎棘突下，两侧旁开1.5寸处。

女人，
你艾了吗

灸 法

✳ 有烟艾条灸

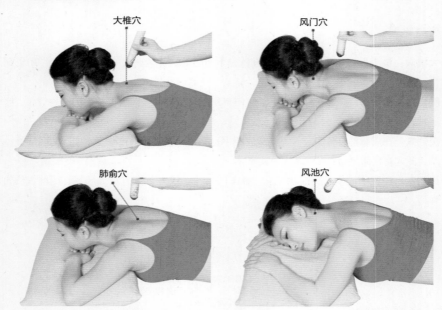

大椎穴　　风门穴
肺俞穴　　风池穴

步骤：俯卧位，拇指按摩大椎穴、肺俞穴、风池穴、风门穴，每穴按摩5分钟左右。按摩后依次用艾条灸大椎穴、风门穴、肺俞穴、风池穴，每穴灸10分钟。

操作要领

1. 按摩穴位的同时用酒精灯点燃艾条。
2. 注意观察受灸者对温度的反应，适时调整。
3. 注意随时清理艾条上的艾灰，避免掉落烫伤受灸者。
4. 手法上采用定点温灸、回旋灸、雀啄灸配合运用。
5. 每穴以灸至皮肤红润为度。

艾灸小贴士

◇施灸期间注意休息，不要熬夜。
◇在做艾灸前用盐水泡脚，可以安定情绪。
◇每天1次，10次为1个疗程，2~3个疗程即可。

4. 治疗口腔溃疡

　　豆豆是我老婆好朋友的女儿，她长得漂亮，嘴巴也特别甜，非常讨人喜欢，她小时候经常来我们家玩。

　　去年豆豆上大学了，时间也充裕很多，她还经常打电话问候我们。快过年时，豆豆打电话给我老婆，撒娇着说："我想吃你做的酱香排骨了，等我放寒假回来你给我做好不好。"

　　我老婆高兴地答应着，让她一放寒假就到我家来。放寒假之后，豆豆到我家里来了，我老婆给她买了许多她爱吃的东西，还做了她要吃的酱香排骨。

　　可是面对着满桌的可口饭菜，豆豆却不敢下筷子。

　　我问她怎么了，豆豆可怜巴巴地说："我嘴巴烂了，不敢吃。"

　　我让她张开嘴，果然，口腔壁上出现了溃烂，带着红色的血丝。舌头上也冒着两颗红色的小痘痘。豆豆说她一咬东西嘴巴就疼，有时候连凉水都不敢喝，晚上睡觉也会疼醒。

　　豆豆说，自从去外地上大学之后，由于水土不服以及饮食习惯的改变，她在那里开始很不适应，经常心情不好，而且总是上火。口腔溃疡便是在学校得的，有时候她大清早起来舌头上就莫名其妙地冒出来一颗小痘痘，嘴角也容易烂。每次吃点降火消炎的药就好了，但是过段时间又会复发。

　　我说："叔叔教你一个办法，保证你这次去学校之后口腔溃疡的毛病不再犯。但是呢，你要特别注意的是在学校一定要保持心情开朗，想家了就常给爸妈打电话。你这个病就是脾火太旺引起的失眠口苦、口腔溃疡。"

　　豆豆寒假在家待的时间比较长，我老婆让豆豆晚上来我家，我给她做艾灸。一段时间之后，豆豆的口腔溃疡好了。临去学校的前一天，豆豆还特意打电话说要来我家吃酱香排骨，并说她再也不用担心口舌生疮吃不到家里好吃的东西了。

选穴汇总

❋ 中脘穴、太白穴、阴陵泉穴

取穴精要：

中脘穴：在腹部，前正中线上，脐上4寸处。艾灸此穴能补脾益气，增强脾的升举功能。

太白穴：位于足内侧缘，第一跖骨小头后下方凹陷处，即脚的内侧缘靠近足大趾处。艾灸此穴能调理疏通经气，迅速消除肌肉酸痛等症状。

阴陵泉穴：在小腿内侧，当胫骨内侧髁后下方凹陷处，与阳陵泉相对。艾灸此穴能清热利湿，健脾理气，加强脾运化水液的功能。

取穴技巧：

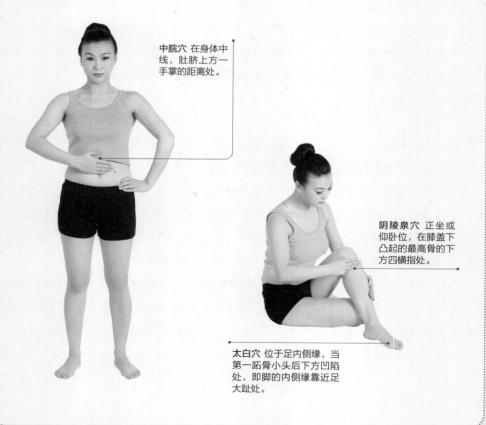

中脘穴 在身体中线，肚脐上方一手掌的距离处。

阴陵泉穴 正坐或仰卧位，在膝盖下凸起的最高骨的下方四横指处。

太白穴 位于足内侧缘，当第一跖骨小头后下方凹陷处，即脚的内侧缘靠近足大趾处。

灸 法

�֍ 有烟艾条灸

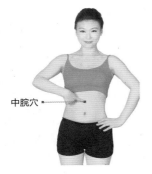
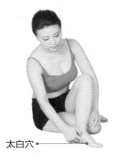
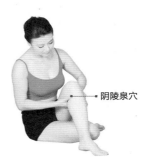

中脘穴

太白穴

阴陵泉穴

步骤①： 拇指按摩中脘穴、太白穴、阴陵泉穴，每穴按摩5分钟左右。

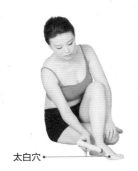
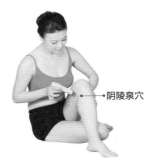
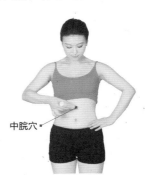

阴陵泉穴

太白穴

中脘穴

步骤②： 依次用艾条灸太白穴、阴陵泉穴、中脘穴，每穴灸10分钟。

操作要领

1. 按摩穴位的同时用酒精灯点燃艾条。
2. 注意观察受灸者对温度的反应，适时调整。
3. 注意随时清理艾条上的艾灰，避免掉落烫伤受灸者。
4. 手法上采用定点温灸、回旋灸、雀啄灸配合运用。
5. 每穴以灸至皮肤红润为度。

艾灸小贴士

◇施灸期间注意休息，不要熬夜。
◇少食辛辣的食物，可以适当喝葡萄糖酸锌或吃含锌较高的食物，多吃蔬菜保持肠道通畅。
◇在做艾灸前用盐水泡脚，可以安定情绪。
◇每天1次，10次为1个疗程，2~3个疗程即可。

5. 解决落枕问题

每年初秋季节，我的馆里都会来一些患同样病的人。他们的脖子不能自由转动，轻轻一转，就疼痛难忍。

这样的感觉，不少人都有过，那就是落枕。许多人会发现，突然有一天，起床的时候一个不小心，脖子就像被谁掐住了般不能动弹。到医院一检查，被确诊为寒性落枕。

我自己也中过这样的招。落枕的前一天晚上，因为和朋友聚会很高兴，喝了点酒。睡觉的时候就觉得全身发热，由于进入秋季不久，那几天天气也时冷时热，就忘记盖被子了。

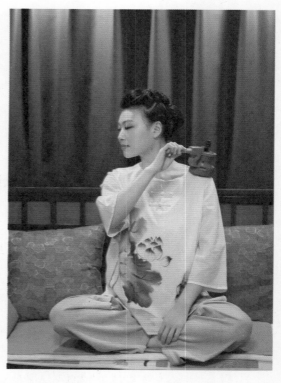

睡到半夜迷迷糊糊觉得有些冷，想盖被子又没醒过来。第二天早上醒来觉得身上冷得不行，一看表，赶紧从床上起来。没想到这时脖子却没办法动弹了。

我明白，自己是落枕了。谁让我昨天睡觉不关窗也不盖被子呢？最近早晚温差大，自己又有点受凉，一不小心我也成了患者中的一员。

还好家里有拔罐器，让老婆帮我在脖子上抹上红花油，直到皮肤红润，然后在落枕、风池、大椎等穴位上留罐。等起罐后再用艾条灸这几个穴位10分钟左右。这样连续几天之后，我的落枕情况好转了很多。

选穴汇总

❋ 风池穴、大椎穴、落枕穴、阿是穴、大杼穴

取穴精要:

风池穴：在颈部，枕骨下缘，胸锁乳突肌与斜方肌之间的凹陷处。艾灸此穴能让艾热直接作用于颈椎，祛除颈椎寒湿，防治落枕。

大椎穴：位于后正中线上，第七颈椎棘突下凹陷处。艾灸此穴能治疗肩颈部位的僵硬、酸疼。

落枕穴：在手背侧，第二、第三掌骨之间，掌指关节后约0.5寸处。落枕穴是治疗落枕的特效穴位，艾灸此穴对治疗落枕有显著效果。

阿是穴：艾灸时，有时会选取身体上的某些压痛点作为施灸部位，这些部位即可称为阿是穴。它没有固定位置，也没有具体名称。艾灸此穴能活血、通络、止痛。

大杼穴：在背部，第一胸椎棘突下，旁开1.5寸处。艾灸此穴能强健筋骨，缓解颈项疼痛。

取穴技巧:

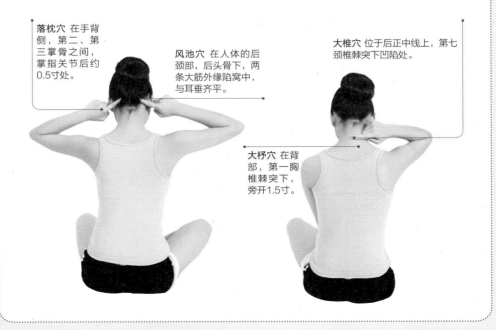

落枕穴 在手背侧，第二、第三掌骨之间，掌指关节后约0.5寸处。

风池穴 在人体的后颈部，后头骨下，两条大筋外缘陷窝中，与耳垂齐平。

大椎穴 位于后正中线上，第七颈椎棘突下凹陷处。

大杼穴 在背部，第一胸椎棘突下，旁开1.5寸。

女人，
你艾了吗

灸法

❋ 有烟艾条灸

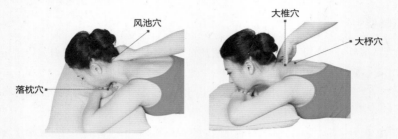

风池穴
落枕穴
大椎穴
大杼穴

步骤①：俯卧位，拇指按摩风池穴、大椎穴、落枕穴、大杼穴，每穴按摩5分钟。

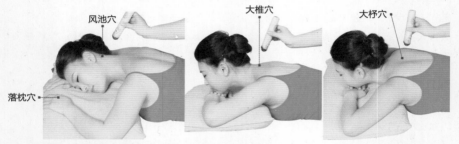

风池穴
落枕穴
大椎穴
大杼穴

步骤②：依次用艾条灸风池穴、大椎穴、落枕穴、大杼穴，每穴灸5~10分钟。

操作要领

1. 按摩穴位的同时用酒精灯点燃艾条。
2. 注意观察受灸者对温度的反应，适时调整。
3. 注意随时清理艾条上的艾灰，避免掉落烫伤受灸者。
4. 手法上采用定点温灸、回旋灸、雀啄灸配合运用。
5. 每穴以灸至皮肤红润为度。

艾灸小贴士

◇施灸期间注意休息，不要熬夜。
◇在做艾灸前用盐水泡脚，可以安定情绪。
◇平时多运动，并适当做些颈部运动，注意枕头不宜过高，注意颈部保暖。
◇每天1次，10次为1个疗程，2~3个疗程即可。

6. 缓解肩颈痛

我有个朋友，开了一家十字绣店，许多人都喜欢到她的店里买上几幅回去绣。

朋友平时除了打理店铺之外，自己也迷上了绣十字绣。她给我们这些朋友一人送了一幅。有一次中午，路过她的店，我进去一看，朋友正在专心致志地绣，我在她肩膀上轻轻拍了一下，倒把她吓了一跳。接着她抬起头，捶捶脖子，说："你看我最近怎么回事，老觉得脖子酸疼。"

"你长期这样低着头绣十字绣，颈椎得不到舒展，不疼才怪呢。"我说。

"可你看，客户催得紧，我不赶工期不行呀。"说着她又捶捶肩膀。

我笑着说："那你就继续努力吧，别到时候过来喊疼就行。"谁知第二天一大早就接到朋友电话。朋友在电话那边叫唤说："我现在脖子背部都很僵硬，动也不敢动，稍微一扭头脖子就疼得厉害，你快帮帮我。"

我让她到养生馆来，帮她做了个检查。果不其然被我言中了，我轻轻碰一碰她的颈椎，她就疼得直叫唤，肩膀也酸痛得厉害。再摸摸她的脖子和肩部肌肉，都能感觉到肌肉僵硬。

她让我找个快速可行的办法帮她减轻疼痛，并说还得赶回店里继续绣。

我让她赶紧打住，说："你还要回去继续绣呢，那你这个病就好不了了。你那个小店长期背阴，吸收不到阳光，里面又有些潮湿，很容易感染寒湿。而且你在里面一坐就是一天，连个姿势都懒得换，这脖子和肩部得不到放松，不疼才怪。你现在脖子疼得这么厉害，不好好治疗，小心从此落下病根，到时候人还没老天天跟个驼背小老太太一样，那会儿可别说我认识你。"

听我说得那么严重，朋友说："那我还是缓一缓吧，身体要紧。"

这就对了。

我给她做了按摩，同时又给她进行艾灸，并反复叮嘱她回去可不能再跟以前一样，平时工作一两个小时之后起来多活动活动，自己也可以学着艾灸，就不用每天灸馆、店里来回跑了。

女人，
你艾了吗

选穴汇总

❋ 肩井穴、大椎穴、天柱穴、手三里穴、肩贞穴、手五里穴

取穴精要：

肩井穴：在大椎穴与肩峰连线中点，肩部最高处。艾灸此穴对治疗肩背痹痛、手臂不举、颈项强痛有很好的效果。

大椎穴：后正中线上，第七颈椎棘突（即低头时颈背最突起的骨头）下凹陷处。艾灸此穴能让艾热直接作用于颈椎，祛除颈椎寒湿，通畅经络。

天柱穴：位于后发际正中旁开1.3寸（约2厘米）处。天柱穴位于后颈部，其内气血可向上供养头部，艾灸此穴能治疗头部和肩颈部的疾病。

手三里穴：在前臂背面桡侧，阳溪与曲池连线上，肘横纹下2寸处。艾灸此穴具有通经活络、清热明目、调理肠胃的功效。

手五里穴：在手臂外侧，曲池与肩髃连线上，曲池上3寸处。艾灸此穴有理气散结、通经活络的功效。

肩贞穴：肩关节后下方，臂内收时，腋后纹头上1寸处。艾灸此穴对肩背疼痛、手臂麻痛有特效。

取穴技巧：

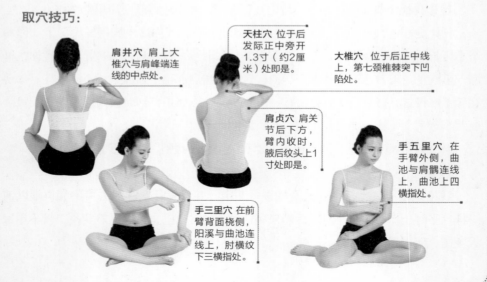

肩井穴 肩上大椎穴与肩峰端连线的中点处。

天柱穴 位于后发际正中旁开1.3寸（约2厘米）处即是。

大椎穴 位于后正中线上，第七颈椎棘突下凹陷处。

肩贞穴 肩关节后下方，臂内收时，腋后纹头上1寸处即是。

手三里穴 在前臂背面桡侧，阳溪与曲池连线上，肘横纹下三横指处。

手五里穴 在手臂外侧，曲池与肩髃连线上，曲池上四横指处。

灸法

❈ 有烟艾条灸

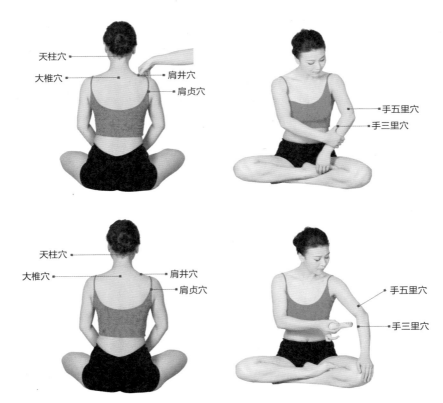

步骤：俯卧位或坐位，拇指按摩肩井穴、大椎穴、天柱穴、手三里穴、肩贞穴、手五里穴，每穴按摩5分钟左右。按摩后依次用艾条灸肩井穴、大椎穴、天柱穴、手三里穴、肩贞穴、手五里穴，每穴灸5～10分钟。

操作要领

1. 按摩穴位的同时用酒精灯点燃艾条。
2. 注意观察受灸者对温度的反应，适时调整。
3. 注意随时清理艾条上的艾灰，避免掉落烫伤受灸者。
4. 手法上采用定点温灸、回旋灸、雀啄灸配合运用。
5. 每穴以灸至皮肤红润为度。

7. 艾灸助你预防感冒

我整天在帮别人治疗一些小毛病，最近一不留神自己也感冒了，鼻涕不断，喷嚏连天。实在难受，我便回家熬了点姜汤喝下，准备好好休息一下。正在看电视，听到门铃响了。开门一看，原来是隔壁的小刘。

她一副无精打采的样子，有气无力地对我说："你在家呀，快帮我看看吧，我感冒好多天了，一直不好，吃药也没用。"我笑着说："咱俩这是同病相怜呀，我也感冒了。"

我摸了摸她的额头，很烫，嘴唇干干的，有要裂开的感觉，看来是高烧所致。我让她伸出舌头来看看，舌质有一些发红，舌苔有点发黄。

我问她平时是不是经常口渴，然后手心、足心经常发热。她说她在上班的时候有一个绰号"小水瓶"，就是因为平日总是口渴，喝很多水而得名。

听完这个，我大概知道是怎么回事了。我对她说，不用着急，先去打针或者吃药退烧，然后再调理一下身体就会好的。不过感冒好了之后，还需要用艾灸来调理一下身体，不然以后还是容易感冒的。

小刘听后，眉头舒展了一下，对我说："哥，就买你买的这种感冒药可以吗？"我说："这个可不适合你，咱俩的感冒同名不同病。"

啊？小刘听后睁大了眼睛，感冒还有不一样的呀？

我笑着对她说："是啊，感冒在中医里面分风寒感冒和风热感冒。风寒感冒就是我们俗称的'伤风'，是因为外感风邪，肺气失宣所致。患上风寒感冒的人通常会觉得后脑疼痛，全身酸痛无力，怕冷、怕吹风，不发热。晚上睡觉要穿很多衣服或盖厚厚的被子才舒服，鼻音很重且流清鼻涕，咳嗽时痰是白色的。而风热感冒第一反应就是喉咙痛，咳嗽带偏黄色或黑色的痰，鼻涕色黄质浓。有的人患风热感冒会有便秘的现象，还经常心烦、口渴。如在天气突然由热转冷时得风热感冒还易上火，舌质红，舌苔带黄色或白色。像我这样，发烧不明显，身体感觉冷，流冷汗的症状是典型的风寒感冒。而你，体温居高不下，舌苔发红，还不停咳嗽。这种症状是典型的风热感冒。我想，你之前说吃药都不见好转，可能就是吃错感冒药了。"

小刘恍然大悟地说："啊，原来是这样，谢谢哥了。我现在去打针好了。"

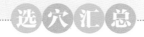

说完她便要出门。我又拉住她说："烧退了后你给自己做做艾灸吧，把身体调理一下。"

小刘说："艾灸，我不会呀！"

我说："没事，你打完针来我家，让嫂子帮你灸疗一下，你一看就学会啦。"

✿ 大椎穴、风门穴、肺俞穴、足三里穴

取穴精要：

大椎穴： 后正中线上，第七颈椎棘突（即低头时颈背最突起的骨头）下凹陷处。大椎穴属督脉，有通督行气、贯通督脉上下的作用，艾灸此穴能增强体质。

风门穴： 在背部，第二胸椎棘突下，旁开1.5寸处。艾灸此穴对于伤风、咳嗽、发热头痛等疾病有很好的预防和治疗效果。

肺俞穴： 在背部，第三胸椎棘突下，两侧旁开1.5寸处。艾灸此穴能增强肺的疏散功能，同时肺开窍于鼻，肺经气血充足，疏散功能变得强大，则能驱邪于体外。

足三里穴： 小腿前外侧，犊鼻下（膝盖骨下缘）3寸，距胫骨前缘约一横指处。足三里穴是人体重要强壮穴位之一，艾灸此穴能补养一身气血。

取穴技巧：

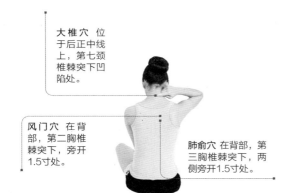

大椎穴 位于后正中线上，第七颈椎棘突下凹陷处。

风门穴 在背部，第二胸椎棘突下，旁开1.5寸处。

肺俞穴 在背部，第三胸椎棘突下，两侧旁开1.5寸处。

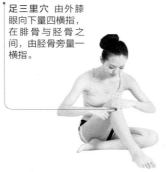

足三里穴 由外膝眼向下量四横指，在腓骨与胫骨之间，由胫骨旁量一横指。

女人，
你艾了吗

灸 法

✱ 有烟艾条灸

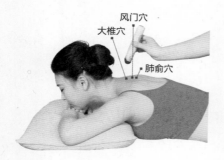

风门穴
大椎穴
肺俞穴

步骤①：俯卧位，拇指按摩大椎穴、风门穴、肺俞穴，每穴按摩3分钟左右。之后以艾条灸以上诸穴，每穴灸10分钟。

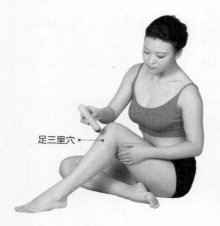

足三里穴

步骤②：坐位，拇指点压足三里穴5分钟，左右各一穴。之后以艾条灸此穴，左右各一穴，每穴灸10分钟。

操作要领

1. 按摩穴位的同时用酒精灯点燃艾条。
2. 注意观察受灸者对温度的反应，适时调整。
3. 注意随时清理艾条上的艾灰，避免掉落烫伤受灸者。
4. 手法上采用定点温灸、回旋灸、雀啄灸配合运用。
5. 每穴以灸至皮肤红润为度。

艾灸小贴士

◇施灸期间注意休息。
◇在做艾灸前可以用姜与防风煮水泡脚，预防感冒。
◇适量运动，保持乐观心态，适时调整自己的情绪。
◇每次灸完后注意保暖。
◇每天1次，10次为1个疗程，2~3个疗程即可。

8. 缓解手脚冰凉问题

在许多患者的心里，总觉得医生从不生病，就像鞋匠永远不会穿坏了的鞋子一样。其实医生也是普通人，吃的也是五谷杂粮，当然也会得病。

细心的患者可能会发现，触诊的时候，有些女医生的手冰凉。

有一次一名姓徐的医生来坐诊，一名患者把手伸出来让她诊断。没想到两人的手刚刚碰到一起，患者就惊讶地说："医生，你的手好凉，怎么回事，衣服穿少了吧？"

那天天气虽然有点凉，但是还没到冷的程度，而且徐医生穿得也不少。看着患者奇怪的表情，徐医生笑笑说："咱们女人嘛，不都有点手脚冰凉的小毛病。"

患者对徐医生说："医生，我也经常手脚冰凉，这是怎么回事呀？"

"你除了手脚冰凉之外，平时还有什么感觉？"徐医生问她。患者说她还经常感觉小腹和腰部很凉。徐医生又问她是不是有痛经的毛病，来月经的时候会出现血块，还呈暗紫色。患者连连点头，拉着她的手说："医生你怎么什么都知道呀？你说的这些症状我都有，尤其是大夏天也会手脚冰凉，舌苔也经常感觉湿漉漉的。"

徐医生说："你跟我一样，都属于寒湿体质。"

寒湿体质的人体内都"储存"了大量的寒气，无法通过正常排泄渠道散发出去，长期聚集在体内，因此会产生痛经、月经有血块等症状。这与许多女性的生活方式密切相关。比如有些女性喜欢穿露脐装，长时间让小腹暴露在外面，当然容易受凉。有些女性习惯晚上洗头，带着湿漉漉的头发上床睡觉，长期这样寒气必然会侵入体内。体寒是女性健康的大忌，想要做个健康温暖的女人，还得将自己体内的寒气"赶跑"。

祛寒的方法有很多种，可以进行艾灸，还可以通过食疗来达到目的。比如来月经时可以喝生姜红糖水，平时多吃桂圆，在菜中加入肉桂或者花椒等，都能起到很好的祛寒作用。

选穴汇总

气海穴、关元穴、肾俞穴、神阙穴、足三里穴、涌泉穴

取穴精要：

气海穴：在下腹部，前正中线上，脐下1.5寸处。艾灸此穴能温阳益气，扶正固本，培元补虚。

关元穴：在下腹部，前正中线上，脐下3寸处。艾灸此穴能益肾兴阳，阳气充足，则能化解寒湿。

肾俞穴：在背部，第二腰椎棘突下，两侧旁开1.5寸处。艾灸此穴能补肾益精，肾精充足则血液生化有源。

神阙穴：在腹部，前正中线上，肚脐凹陷处。艾灸此穴对提升体内阳气有非常好的效果。

足三里穴：小腿前外侧，犊鼻下（膝盖骨下缘）3寸，距胫骨前缘约一横指处。此穴是人体重要强壮穴位之一，艾灸此穴能补养一身气血。

涌泉穴：位于足底前1/3的凹陷中，第二、三趾趾缝纹头端与足跟连线的前1/3处。艾灸此穴能促进肾经经气的生发，提升体内气血运行能力。

取穴技巧：

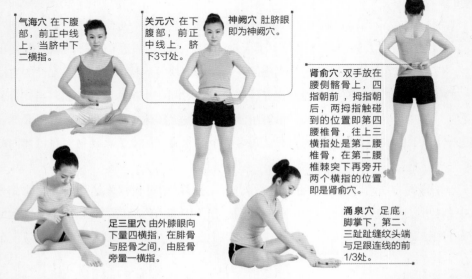

气海穴 在下腹部，前正中线上，当脐中下二横指。
关元穴 在下腹部，前正中线上，脐下3寸处。
神阙穴 肚脐眼即为神阙穴。
肾俞穴 双手放在腰侧髂骨上，四指朝前，拇指朝后，两拇指触碰到的位置即第四腰椎骨，往上三横指处是第二腰椎骨，在第二腰椎棘突下再旁开两个横指的位置即是肾俞穴。
足三里穴 由外膝眼向下量四横指，在腓骨与胫骨之间，由胫骨旁量一横指。
涌泉穴 足底，脚掌下，第二、三趾趾缝纹头端与足跟连线的前1/3处。

灸 法

✳ 有烟艾条灸

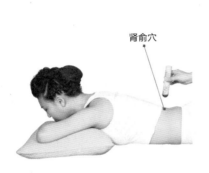

肾俞穴

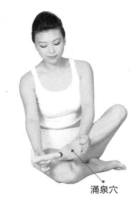

步骤①：先腰部按揉，然后拇指重点按摩肾俞穴、涌泉穴，左右各一穴，按摩3分钟左右。之后以艾条灸肾俞穴、涌泉穴，左右各灸10分钟。

涌泉穴

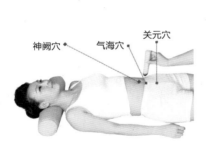

神阙穴　气海穴　关元穴

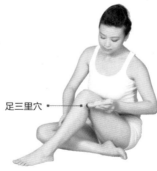

足三里穴

步骤②：拇指点揉气海穴、关元穴、足三里穴，每穴点揉约3分钟。掌心按揉神阙穴，左右旋揉3分钟，再以艾条逐次温灸以上穴位，每穴灸5～10分钟。

操作要领

1. 按摩穴位的同时用酒精灯点燃艾条。
2. 注意观察受灸者对温度的反应，适时调整。
3. 注意随时清理艾条上的艾灰，避免掉落烫伤受灸者。
4. 手法上采用定点温灸、回旋灸、雀啄灸配合运用。
5. 每穴以灸至皮肤红润为度。

艾灸小贴士

◇施灸期间注意休息，每次灸完注意保暖。
◇在做艾灸前可以用姜液泡脚，暖中止呕。
◇保持乐观心态，适时调整自己的情绪。
◇每天1次，10次为1个疗程，2～3个疗程即可。

9. 艾灸治疗腹泻

　　许多女性有便秘的烦恼，经常蹲"大号"很久起不来。为了快速消除这一痛苦，不少女性朋友选择喝减肥茶。还有的人说要是能拉肚子就好了，既不憋得难受，还能把肚子上的赘肉消除掉。其实这是一个误区，便秘会增加很多痛苦，但排便次数过多，老往厕所跑也并不是件好事，尤其是有些脾胃虚寒的患者，如果饮食不当，很容易造成腹泻。季节变换的时候也容易因痢疾杆菌引起肠道感染，导致腹痛腹泻。

　　陈女士就曾经深受慢性腹泻的"毒害"。那天来做美容，她说了前段时间的"惨痛"教训。

　　陈女士属寒性体质，平时饮食很注意，尽量不吃过油腻、热量高的食物，至于生冷的，她更是连碰都不敢碰。事情就出在前几天，陈女士参加高中同学聚会，大家去了市内一家高档的海鲜餐厅，看着诱人的食物，她忍不住吃了两只螃蟹。结果回到家就觉得肚子不对劲，接连跑了七八次厕所。后来到医院做检查时她已脸色蜡黄，额头还冒着虚汗，有点虚脱的症状。医生说，她这次的病，完全是那两只螃蟹引起的。她原本就虚寒，再加上吃了螃蟹，加重体内寒气聚集，导致了腹泻。

　　很多人不了解，脾胃虚寒和脾胃阳虚都能导致腹泻。脾胃虚寒的患者消化功能不好，吃了生冷、油腻的东西之后会因寒气过旺导致腹泻；脾肾阳虚的患者，吃东西后会感觉肚子胀气、小腹疼痛。急性腹泻患者如果确诊不是因病毒感染引起，一般不需要服药，可以吃几颗大蒜止泻。慢性腹泻患者就需要去医院检查并进行调理了，也可以在家里进行治疗。

　　我建议陈女士多补充水分帮助体内毒素排出，并保持之前的饮食习惯，所不同的是现在要注意进行脾胃护理。因为她是寒性体质，脾胃虚寒，需要生发阳气、祛寒祛湿，我给她提议试试用艾灸的方法来解决这一烦恼。

选穴汇总

✳ 神阙穴、关元穴、天枢穴、足三里穴

取穴精要：

神阙穴：在腹部，前正中线上，肚脐凹陷处。神阙穴是人体任脉上的重要穴位之一，艾灸此穴能够使人体真气充盈、精神饱满、体力充沛。

关元穴：在下腹部，前正中线上，脐下3寸处。艾灸此穴能补益气血。

天枢穴：在中腹部，肚脐两侧旁开2寸。艾灸此穴能调中和胃、理气健脾，脾胃气机运转正常，则能调整气血的运行。

足三里穴：小腿前外侧，犊鼻下（膝盖骨下缘）3寸，距胫骨前缘约一横指处。艾灸此穴能健脾补元，温阳祛湿。

取穴技巧：

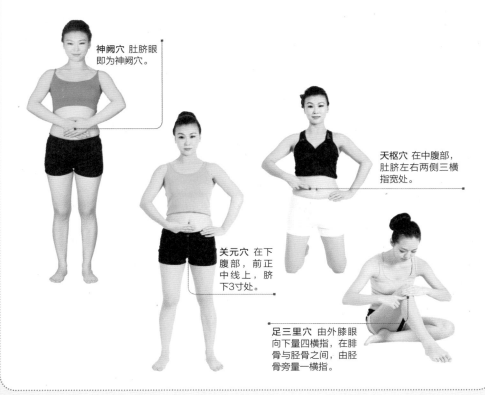

神阙穴 肚脐眼即为神阙穴。

天枢穴 在中腹部，肚脐左右两侧三横指宽处。

关元穴 在下腹部，前正中线上，脐下3寸处。

足三里穴 由外膝眼向下量四横指，在腓骨与胫骨之间，由胫骨旁量一横指。

灸 法

❋ 有烟艾条灸

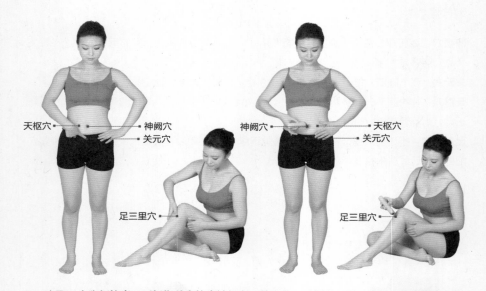

天枢穴　　　　　　神阙穴　　　神阙穴　　　　　　　天枢穴
　　　　　　　　　关元穴　　　　　　　　　　　　关元穴

足三里穴　　　　　　　　　　　　　　　　足三里穴

步骤：先腹部按摩，再拇指重点按摩神阙穴、关元穴、天枢穴、足三里穴，每穴按摩5分钟左右。然后依次用艾条灸神阙穴、关元穴、天枢穴、足三里穴，每穴灸5~10分钟。

操作要领

1. 按摩穴位的同时用酒精灯点燃艾条。
2. 注意观察受灸者对温度的反应，适时调整。
3. 注意随时清理艾条上的艾灰，避免掉落烫伤受灸者。
4. 手法上采用定点温灸、回旋灸、雀啄灸配合运用。
5. 每穴以灸至皮肤红润为度。

艾灸小贴士

◇施灸期间注意休息。
◇在做艾灸前可用薏米煮水泡脚，除湿健脾。
◇注意适当配合中药调理。
◇每天1次，10次为1个疗程，2~3个疗程即可。

10. 艾灸助你延缓衰老

80后潮女小张最近有些着急。一向认为记忆力超强的她，最近总是丢三落四，领导交代的事情，她反复记着、念叨着，可是真正要做的时候却忘记了。有时候，她将自己很重要的东西放在"很重要的地方"，最后却连那个"很重要的地方"也彻底忘记了。

和朋友聚会，她发现隔了许多年的事情都记忆犹新，包括小时候的一些"小秘密"等，可最近一年发生什么重要的事情，她都不记得。上班期间，不想起床，也无法集中精力工作。周末的时候却莫名其妙地一大早醒来。

小张不知道自己这是怎么了，问朋友，却发现朋友圈子里大都是这样。焦急的小张上网查解决的办法，结果发现自己的症状正是网上说的"初老症"。

所谓初老症，是由于工作压力以及生活节奏紧张而引起的症状。不知不觉中，年纪轻轻的人们，开始出现老去的征兆。这种症状在60后、70后身上很少见。因为60后正处在知天命的更年期，70后进入不惑之年，在他们这两个年龄段即便有这样的症状，许多人也觉得是正常现象。因为在他们的意识里，觉得大家都是这样子，没什么好奇怪的，记忆力下降，常常头昏眼花是再正常不过的事情。

但80后可没有这么乐观了。因为读书等原因，许多80后20多岁才真正步入社会开始工作，在这一时期出现这些症状岂不意味着自己即将衰老，青春正走向尾声？但上有老下有小的80后既要还房贷，又要赡养老人、抚养后代，工作和生活两座大山压着，是万万不敢让身体出现什么差错的。可是这些问题偏偏干扰着80后的生活。

怎么解决这个问题？无数个小张们都在着急着，怕自己真的是悄悄老去了。其实并不用太着急，爱网购的80后只需要买上几根艾条，在家里做一做艾灸，这个小烦恼便可以轻松地消除。

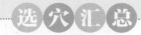

选穴汇总

❋ 四神聪穴、悬钟穴、神门穴

取穴精要：

四神聪穴：位于头顶百会穴前后左右各1寸处，共由4穴组成。艾灸此穴能镇静安神、清头明目、醒脑开窍，对治疗头痛、眩晕、失眠、健忘等症都有很好效果。

悬钟穴：在外踝尖上3寸处，腓骨前缘。艾灸此穴能泻胆火、清髓热、舒筋脉，还能舒肝益肾。

神门穴：仰掌，在腕部腕掌侧横纹尺侧（内侧）端，尺侧腕屈肌肌腱的桡侧凹陷处。艾灸此穴能益心安神，对治疗"初老症"有很好的效果。

取穴技巧：

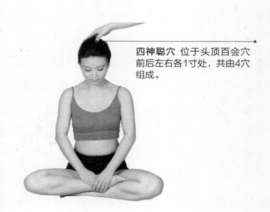

四神聪穴 位于头顶百会穴前后左右各1寸处，共由4穴组成。

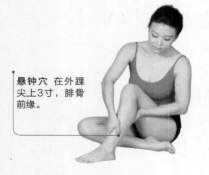

悬钟穴 在外踝尖上3寸，腓骨前缘。

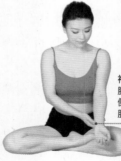

神门穴 仰掌，在腕部腕掌侧横纹尺侧（内侧）端，尺侧腕屈肌肌腱的桡侧凹陷处。

灸法

✳ 有烟艾条灸

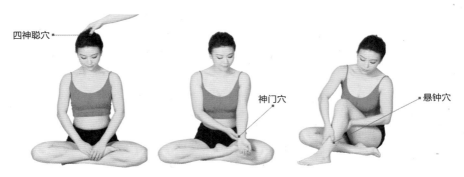

四神聪穴

神门穴

悬钟穴

步骤①：拇指按摩四神聪穴、神门穴、悬钟穴，每穴按摩5分钟左右。按摩由四神聪穴开始，之后是神门穴，最后是悬钟穴。

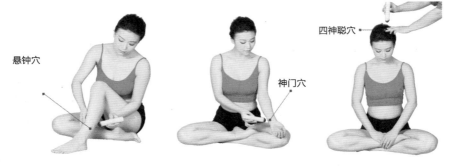

悬钟穴

神门穴

四神聪穴

步骤②：艾条灸四神聪穴、悬钟穴、神门穴，每穴灸10分钟。灸法顺序，由悬钟穴开始，之后是神门穴，最后是四神聪穴。

操作要领

1. 按摩穴位的同时用酒精灯点燃艾条。
2. 注意观察受灸者对温度的反应，适时调整。
3. 注意随时清理艾条上的艾灰，避免掉落烫伤受灸者。
4. 手法上采用定点温灸、回旋灸、雀啄灸配合运用。
5. 每穴以灸至皮肤红润为度。

PART 03
孕产问题

从青春俏丽的单身贵族
跨入已婚辣妈行列，
女人的一生总像是在跨一个又一个的栏。
怀孕这道坎，有些女性跨越得很艰难：
不孕、习惯性流产、产后缺乳、产后乳腺炎……
一个个病症就像可怕的魔鬼，
将你变成形象邋遢、满身疾病的"大姊"。
但你一定不甘心，那就试试艾灸吧。
一炷艾香，一缕艾烟，
在这艾香缭绕中
将侵袭健康的疾患统统赶走，
做个快乐健康的漂亮辣妈。

1. 脾肾阳虚型不孕

我的灸疗馆每天都会来很多不同的人，他们有的是因为身体有不适，有的是没病防病。但是在我的印象中，近些年有不孕烦恼的女性似乎越来越多。

有一次和我们的一个治疗师一起坐飞机去参加一个研讨会，邻座是一对30岁左右的夫妻。漫长的几个小时飞行很无聊，四个人便一起聊天。在交谈过程中，夫妻二人得知我们的身份后，问我们有什么办法能解决不孕的烦恼。

他们说，年轻的时候因为想要多过几年二人世界，一直没要孩子。现在年龄大了，想要孩子的心情越发迫切，可越着急越不管用，要孩子的愿望一直都没能实现。他们甚至怀疑自己是不是身体有毛病。

女患者说她一直有月经不调的毛病，以前觉得不是什么大病，没怎么关心。自从决定要孩子之后，她就开始调经，但吃了很多调经的药也不管用。

诊脉之后，我发现她的脉象细弱沉迟，舌体胖大而且舌苔发白，中间还有一道道的齿痕。她还告诉我们，她的小便次数频繁，总是尿不净。再问她日常生活中还有哪些不适的感觉，她说她很怕冷，总感觉腰膝酸软、小腹冷痛。我们建议她到医院进行正规检查之后再观察。下飞机之后，大家互留了联系方式。

一个月之后，患者打电话来说，医院检查结果显示他们夫妻都没有器质性的大毛病，不能怀孕跟女患者的体质有关，想问问我们有没有什么好的办法。

我告诉她，如果确定没有其他重大疾病，她不能怀孕的原因主要与脾阳虚有关。从中医上来讲，脾肾阳虚的人阳虚寒盛，气机凝滞，脸色苍白，又怕寒畏冷。她平时所表现出来的症状与脾阳虚症状吻合，长时间没有得到正确的调理，怀孕的机会自然就不大。

我建议她采用艾灸加以辅助调理，在治疗的过程中要保持心情舒畅。

患者按照我们的方子回去照做了一段时间。三个月之后，患者给我打来电话报喜，她终于怀孕了。

选穴汇总

✽ 脾俞穴、肾俞穴、涌泉穴、关元穴、气海穴、水道穴、子宫穴

取穴精要:

脾俞穴: 在背部，第十一胸椎棘突下，两侧旁开1.5寸处。艾灸此穴能健脾和胃，利湿升清，提升体内阳气。

肾俞穴: 在背部，第二腰椎棘突下，两侧旁开1.5寸处。艾灸此穴对阳虚等症有效。

涌泉穴: 位于足底前1/3的凹陷中，第二、三趾趾缝纹头端与足跟连线的前1/3处。艾灸此穴具有养心安神、补肾壮阳的作用。

关元穴: 在下腹部，前正中线上，脐下3寸处。艾灸此穴能提升整体阳气，还能温暖子宫，祛除宫寒。

气海穴: 在下腹部，前正中线上，脐中下1.5寸处。艾灸此穴对治疗不孕症有效。

水道穴: 在下腹部，当脐中下3寸，距前正中线2寸处。艾灸此穴能利水、通淋、消肿，调经止痛，还能温煦子宫。

子宫穴: 在下腹部，脐下4寸，两侧旁开3寸处。艾灸此穴能通过经络温补胞宫。

取穴技巧:

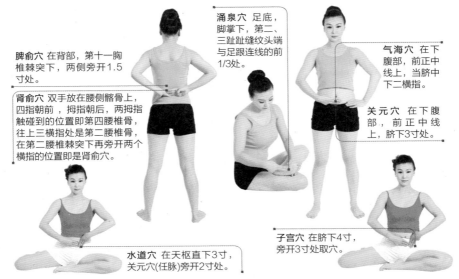

脾俞穴 在背部，第十一胸椎棘突下，两侧旁开1.5寸处。

肾俞穴 双手放在腰侧髂骨上，四指朝前，拇指朝后，两拇指触碰到的位置即第四腰椎骨，往上三横指处是第二腰椎骨，在第二腰椎棘突下再旁开两个横指的位置即是肾俞穴。

涌泉穴 足底，脚掌下，第二、三趾趾缝纹头端与足跟连线的前1/3处。

气海穴 在下腹部，前正中线上，当脐中下二横指。

关元穴 在下腹部，前正中线上，脐下3寸处。

子宫穴 在脐下4寸，旁开3寸处取穴。

水道穴 在天枢直下3寸，关元穴(任脉)旁开2寸处。

灸 法 一

✿ 艾条灸

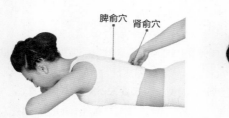 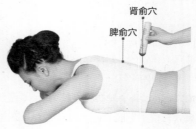

步骤①：俯卧位，拇指按揉肾俞穴、脾俞穴，各按摩3分钟。之后以
艾条逐一温灸，每穴位温灸10~15分钟。

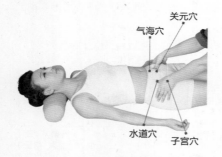 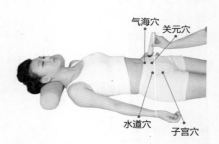

步骤②：仰卧位，拇指按摩关元穴、气海穴、水道穴、子宫穴，各按摩
3分钟，或进行整腹按摩后重点刺激上述穴位各3分钟。之后艾灸上述
穴位各15分钟。

操作要领

1. 按摩穴位的同时用酒精灯点燃艾条。
2. 注意观察受灸者对温度的反应，适时调整。
3. 注意随时清理艾条上的艾灰，避免掉落烫伤受灸者。
4. 手法上采用定点温灸、回旋灸、雀啄灸配合运用。
5. 每穴以灸至皮肤红润为度。

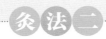

✿ 随身灸

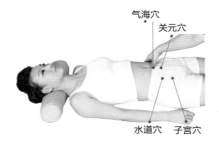

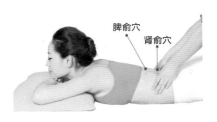

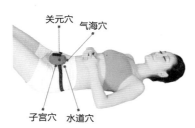

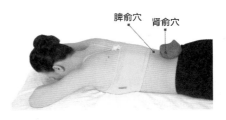

步骤：坐位或卧位，拇指按揉脾俞穴、肾俞穴、关元穴、气海穴、水道穴、子宫穴，每穴按揉1~3分钟。将艾炷放入随身灸内，固定在以上穴位处，同时温灸诸穴20~30分钟。

操作要领

1. 艾灸时注意艾灰的清理。
2. 在使用时注意皮肤对温度的适应，有必要时可以隔纸巾或薄的毛巾进行滚灸，避免烫伤皮肤。

艾灸小贴士

◇施灸期间注意休息，不要熬夜。
◇在做艾灸前可以用温经散寒的中药泡脚，稳定自我情绪。
◇忌食辛辣及刺激性食物。
◇保持乐观心态，适时调整自己的情绪。
◇有炎症者可以适当配合吃些中成药，如艾附暖宫丸。
◇艾灸期间适时调节性生活。
◇每天1次，10次为1个疗程，2~3个疗程即可。

2. 妊娠初期"害喜"

在很多古装剧里我们都能看到这样的桥段：后宫的妃子们一旦怀孕，为了引起众人的关注，就会在"合适"的场合出现强烈的呕吐、恶心症状，以此博得皇帝的关注。

现实生活中，很多孕妈妈在怀孕的前三个月内，的确会出现妊娠呕吐反应。妊娠呕吐的症状有轻有重，有个别孕妇呕吐严重，几乎是吃什么吐什么，甚至喝口水都会吐，严重时会吐胆汁。还有的孕妇甚至闻到食物的气味也会觉得恶心想吐，不想吃东西。

我爱人当初怀宝宝的时候就中过"害喜"的招。她怀孕后的反应特别强烈，早晨经常恶心呕吐，几乎把胃里所有的东西都吐出来了，最后实在没什么可吐的，就吐清水，而且她受不了食物的气味，整天不思茶饭，精神疲倦想睡觉。

看她难受的样子，我很着急，让她张开嘴，看了看她的舌苔，发现她舌淡苔白。再查脉象，缓滑无力。

这些症状说明是脾胃虚弱引起的妊娠呕吐。脾胃失调的患者晨起刷牙也会引起恶心呕吐，适当进行调理即可恢复，而孕妇恶心、呕吐现象的产生，主要是由于增多的雌激素对胃肠内平滑肌的刺激作用所致。轻微的恶心呕吐可不必进行治疗。

但是像我爱人这种情况就应该以健脾和胃、降逆止呕为主。我在她的中脘穴、内关穴、足三里穴、公孙穴上进行艾灸，每天都坚持帮她治疗。在这期间，为了配合艾灸达到更好的效果，家里给她配的饮食也非常清淡。这样调理了一段时间之后，她的"害喜"症状总算得到了控制。

选穴汇总

✱ 中脘穴、足三里穴、内关穴、公孙穴

取穴精要：

中脘穴：在上腹部，前正中线上，当脐中上4寸处。艾灸此穴能直接调控胃腑气血，有利于提高脾胃功能，促进消化吸收和增强人的抵抗力。

足三里穴：屈膝，在小腿前外侧，当犊鼻下3寸，距胫骨前缘一横指处（中指）。艾灸此穴能补脾益气，还能活血行气，从而使气血充足，有助于身体能量的储存。

内关穴：在前臂内侧，腕横纹上2寸，两骨之间凹陷处。内关穴是心包经上的重要穴位，艾灸此穴对于妊娠呕吐或想吐又吐不出等各种原因导致的身体不适，具有良好的疗效。

公孙穴：在足内侧缘，第一跖骨（即足大趾后方与其相连的最长的一段骨头）基底前下方。公孙穴为脾经上的穴位，艾灸此穴能调理脾胃，降逆止呕。

取穴技巧：

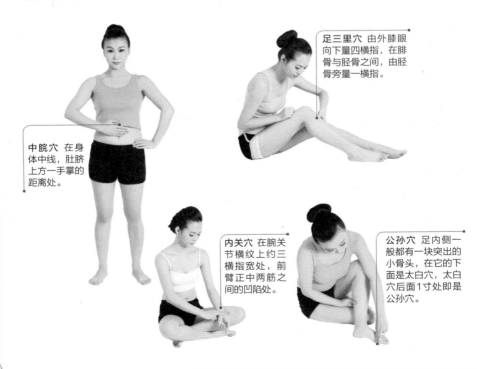

足三里穴 由外膝眼向下量四横指，在腓骨与胫骨之间，由胫骨旁量一横指。

中脘穴 在身体中线，肚脐上方一手掌的距离处。

内关穴 在腕关节横纹上约三横指宽处，前臂正中两筋之间的凹陷处。

公孙穴 足内侧一般都有一块突出的小骨头，在它的下面是太白穴，太白穴后面1寸处即是公孙穴。

灸法一

❀ 艾条灸或艾绒灸

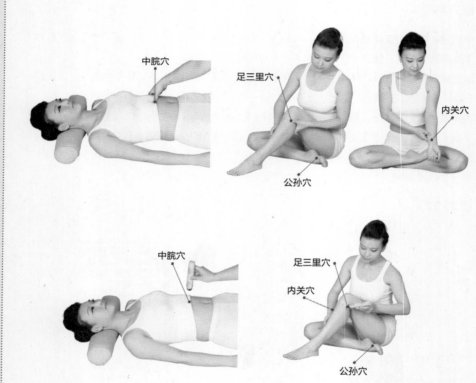

步骤：仰卧位或坐位，用拇指按揉中脘穴、足三里穴、内关穴、公孙穴，每穴按揉1~5分钟。之后用艾条或艾灸座对上述穴位逐个温灸，每穴灸5~15分钟。

操作要领

1. 按摩穴位的同时用酒精灯点燃艾条。
2. 注意观察受灸者对温度的反应，适时调整。
3. 注意随时清理艾条上的艾灰，避免掉落烫伤受灸者。
4. 手法上采用定点温灸、回旋灸、雀啄灸配合运用。
5. 每穴以灸至皮肤红润为度。

灸法二

❋ 姜片热灸

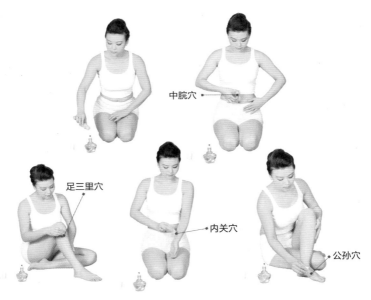

中脘穴

足三里穴

内关穴

公孙穴

步骤：坐位或卧位，拇指按揉中脘穴、足三里穴、内关穴、公孙穴，每穴按揉1~3分钟。之后将姜切一断面，煨热直接按点以上穴位，温度以自我可以忍受为度，每穴反复按点10分钟。

操作要领

1. 在使用时注意皮肤对温度的适应，必要时可以隔纸巾或薄的毛巾进行滚灸，防止烫伤皮肤。
2. 姜片直接按点在以上穴位，以皮肤潮红为度。
3. 姜片热灸时注意切面的不断切换。

艾灸小贴士

◇施灸期间注意休息，不要熬夜。
◇在做艾灸前可以用姜汁泡脚，有止呕之效。
◇忌食辛辣及刺激性食物，多食些助消化的食物。
◇保持乐观心态，适时调整自己的情绪。
◇每天1次，10次为1个疗程，2~3个疗程即可。

3. 解决习惯性流产问题

　　曾经备受80后追捧的电视剧《夫妻那些事儿》中讲述了这样一个故事：女主角林君因为早就过了怀孕的最佳年龄，几次怀孕都因各种原因流产。经医院诊断，林君的这种状况属于习惯性流产，而且林君是高龄产妇，自然受孕的概率很低。

　　几经周折，虽然林君最终还是顺利怀孕生下宝宝，但是他们备孕的辛苦过程却急坏了电视机前许多跟他们一样着急备孕的80后小夫妻。我的朋友胡静就是其中一个，29岁的她之前怀孕过两次，但因为年轻，不急着要孩子，就打掉了。后来好不容易怀孕，没想到怀孕还不到两个月，就出现阴道内流血。前段时间她告诉我，去医院检查，医生说她这是习惯性流产的先兆，需要打黄体酮，吃保胎药。

　　现在她每天都要去医院，身体和心理都受到很大的打击，直后悔当初不该在怀上孩子的时候那么任性地将孩子打掉，以致出现这种折磨人的情况。

　　我特意去她家里探望，她躺在床上，面色蜡黄，无精打采。见我来了，她想要起床，却腰酸疼得起不来。我赶紧让她坐下，帮她把了把脉，脉象无力。再让她把舌头伸出来，舌苔淡白。又问她晚上小便次数多吗，她说不但多，还总有尿不尽的感觉。

　　我问她："医生是不是给你诊断说你肾虚？"她吃惊地点点头说是。

　　鉴于她这种情况，我让她坚持每天打黄体酮，同时还要配合吃金匮肾气丸。因为金匮肾气丸也能补气益肾。大多数健康女性在怀孕的前几个月，精神很充足，那是因为早期的胚胎发育，肾精起着决定性的作用。肾气虚，胎元不固，自然就易形成习惯性流产。再加上她之前有过两次流产的经历，这一次不提早保养，很可能会再次流产。

　　她问我能不能用灸，我告诉她，现在怀有身孕，不宜再对身体有什么动作，最好是卧床静养。但是对那些着急怀孕却没能怀孕，而且有习惯性流产史的女性，我倒是建议她们采用艾灸来治疗。因为艾叶能帮助提升体内阳气，补充元气，对肾虚引起的习惯性流产有很好的疗效，患者只需灸身体的关元穴、气海穴、中极穴、肾俞穴、子宫穴、足三里穴即可。

选穴汇总

✳ 关元穴、气海穴、中极穴、肾俞穴、子宫穴、足三里穴

取穴精要：

关元穴：在下腹部，前正中线上，脐下3寸处。关元穴是保健强壮的要穴，艾灸此穴能提升整体阳气。

气海穴：在下腹部，前正中线上，当脐中下1.5寸处。艾灸此穴能温阳益气，扶正固本，培元补虚。

中极穴：属任脉的穴道，在下腹部，前正中线上，当脐中下4寸处。艾灸此穴有助气化、调胞宫、利湿热的作用。

肾俞穴：在背部，第二腰椎棘突下，两侧旁开1.5寸处。艾灸此穴能补肾益阳，补充元气。

子宫穴：在下腹部，脐下4寸，两侧旁开3寸处。艾灸此穴时艾灸的温热能通过经络温补胞宫，对预防流产有较好的效果。

足三里穴：小腿前外侧，犊鼻下（膝盖骨下缘）3寸，距胫骨前缘约一横指处。艾灸此穴能够调理脾胃和气血，补气固元，对身体虚弱的人有较好的效果。

取穴技巧：

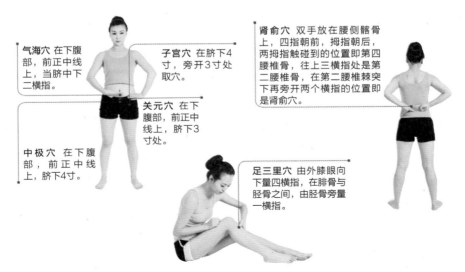

气海穴 在下腹部，前正中线上，当脐中下二横指。

子宫穴 在脐下4寸，旁开3寸处取穴。

关元穴 在下腹部，前正中线上，脐下3寸处。

中极穴 在下腹部，前正中线上，脐下4寸。

肾俞穴 双手放在腰侧髂骨上，四指朝前，拇指朝后，两拇指触碰到的位置即第四腰椎骨，往上三横指是第二腰椎骨，在第二腰椎棘突下再旁开两个横指的位置即是肾俞穴。

足三里穴 由外膝眼向下量四横指，在腓骨与胫骨之间，由胫骨旁量一横指。

女人，
你艾了吗

灸 法 一

✲ 艾条灸

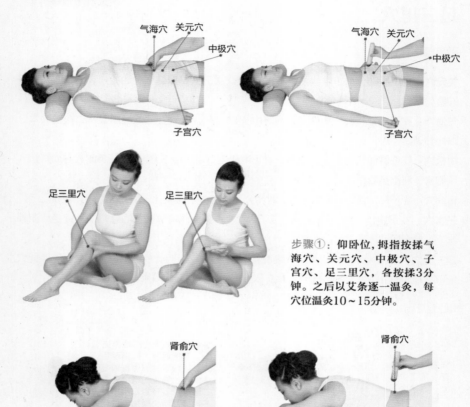

气海穴　关元穴
中极穴
子宫穴

气海穴　关元穴
中极穴
子宫穴

足三里穴

足三里穴

肾俞穴

肾俞穴

步骤①：仰卧位，拇指按揉气海穴、关元穴、中极穴、子宫穴、足三里穴，各按揉3分钟。之后以艾条逐一温灸，每穴位温灸10～15分钟。

步骤②：俯卧位，拇指按摩肾俞穴5分钟，左右各一穴。之后以艾条灸此穴左右各10分钟。

操作要领

1. 按摩穴位的同时用酒精灯点燃艾条。
2. 注意观察受灸者对温度的反应，适时调整。
3. 注意随时清理艾条上的艾灰，避免掉落烫伤受灸者。
4. 手法上采用定点温灸、回旋灸、雀啄灸配合运用。
5. 每穴以灸至皮肤红润为度。

4. 产后保持腰臂健康

因为工作的关系，总有一些患者在网上给我发邮件或留言，向我咨询用中医方法治疗病痛的小妙方，因此我每周都会抽时间来回复患者的邮件。这天我照常坐在电脑前，没想到无意中点开的一封邮件却让我聚精会神地坐在那里看了好久。

发这封邮件的是燕燕，曾经在我这里用中医疗法治疗过阴道炎。当年病好后没多久就生了个可爱的胖小子，看着小家伙的照片，我心里也一阵欢喜。

燕燕向我述说了她生完宝宝之后，身体也不知道怎么了，总是莫名的疼痛。宝宝是11月底出生的，在月子期间，婆婆操了不少心。每天很早就起床，将门窗打开。婆婆说这样家里空气能对流，不容易长细菌。11月底，南方的天气已经比较阴冷了，从小在北方长大的燕燕有些不适应，总感觉身上冷飕飕的。后来燕燕实在感觉冷，和婆婆协商多次之后，婆婆才答应将门关上，窗子开着。

过了没多久，燕燕就感觉自己的肩臂疼痛得厉害，腰也疼痛不已。自己总想在床上躺着。婆婆及朋友都劝她多下床走走，活动活动，说这样恢复得快。燕燕也试着下床活动，但活动一会儿胳膊和腰就越发疼了，有时候多抱一会儿宝宝，胳膊都要疼上好几天，也不知道自己这是怎么了。后来天气转暖，燕燕身体相对好了一点，但是腰还会时不时地疼痛一下，不能干重活。

苦恼不已的燕燕想起了我，就抱着试试看的心理给我发了这封邮件，希望我能给她一些帮助。看完邮件，我心里明白，让燕燕深受其苦的其实是中医所说的"产后身痛"，也可以叫做"产后风湿痛"，甚至有人称之为"产后中风"、"产后痹"。

燕燕因为生完孩子后气血双亏，加上每天都开着窗户，感染了风寒，导致身体经络麻痹，筋脉关节失养，出现胳膊疼痛、腰酸软就不奇怪了。我给燕燕回了封邮件，让她买几盒艾灸条，自己做艾灸。一段时间之后，燕燕给我回了邮件，她说自己产后肩痛、腰臂痛的毛病好了很多，有时间再来复查。

女人，
你艾了吗

选穴汇总

❀ **手三里穴、手五里穴、肩井穴、肩贞穴、天宗穴、肩外俞穴、关元穴**

取穴精要：

手三里穴：在前臂背面桡侧，当阳溪与曲池连线上，肘横纹下2寸。艾灸此穴有通经活络、清热明目的作用，除此之外，经常灸疗此穴对调理肠胃也有很好的帮助。

手五里穴：在手臂外侧，当曲池与肩髃连线上，曲池上3寸处。艾灸此穴可消除肩臂疼痛。

肩井穴：在大椎穴与肩峰连线中点，肩部最高处。艾灸此穴对治疗肩背痹痛、手臂不举、颈项强痛等症有很好的效果。

肩贞穴：肩关节后下方，臂内收时，腋后纹头上1寸处。艾灸此穴可缓解肩背疼痛。

天宗穴：在肩胛部，冈下窝中央凹陷处，与第四胸椎相平。艾灸此穴对肩胛疼痛、肘臂外后侧痛有很好的疗效，另外经常灸疗此穴对气喘、乳痈也有很好的效果。

肩外俞穴：位于背部，当第一胸椎棘突下，旁开3寸处。艾灸此穴对颈椎病、肩胛区神经痛、痉挛、麻痹、肩背疼痛、颈项强急等有特效。

关元穴：在下腹部，前正中线上，脐下3寸处。艾灸此穴能提升整体阳气。

取穴技巧：

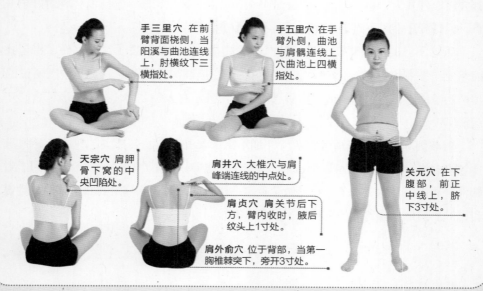

手三里穴 在前臂背面桡侧，当阳溪与曲池连线上，肘横纹下三横指处。

手五里穴 在手臂外侧，曲池与肩髃连线上穴曲池上四横指处。

天宗穴 肩胛骨下窝的中央凹陷处。

肩井穴 大椎穴与肩峰端连线的中点处。

肩贞穴 肩关节后下方，臂内收时，腋后纹头上1寸处。

肩外俞穴 位于背部，当第一胸椎棘突下，旁开3寸处。

关元穴 在下腹部，前正中线上，脐下3寸处。

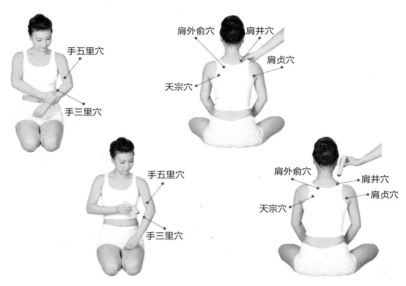

灸法

❋ 有烟艾条灸

步骤①：坐位，拇指按揉手三里穴、手五里穴、肩井穴、肩贞穴、天宗穴、肩外俞穴，每穴按揉3分钟。之后以艾条逐一温灸，每穴灸约10分钟。

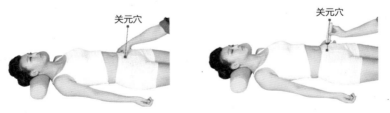

步骤②：仰卧位，拇指点揉关元穴5分钟。之后以艾条温灸关元穴约10分钟。

操作要领

1. 按摩穴位的同时用酒精灯点燃艾条。
2. 注意观察受灸者对温度的反应，适时调整。
3. 注意随时清理艾条上的艾灰，避免掉落烫伤受灸者。
4. 手法上采用定点温灸、回旋灸、雀啄灸配合运用。
5. 每穴以灸至皮肤红润为度。

5. 矫正产后乳房下垂问题

　　徐小姐是某公司白领，她的身材很火辣，胸部饱满高耸，曲线迷人。每年夏天她都会去泳池一展风姿。每当穿上比基尼，她都能赢得无数女人的羡慕和男人的青睐。结婚后，老公还偷偷地告诉她，第一次注意到她就是因为她傲人的胸部曲线。

　　一年之后两人的爱情有了结晶，徐小姐生了个漂亮的宝宝。但是给宝宝断乳之后，徐小姐竟然发现自己最骄傲的乳房出现了下垂，如果不借助塑形胸衣，乳房就像松松垮垮的两个布袋。徐小姐很怕这个事情会影响老公对自己的感情，尽管老公表示对她会像以前一样好。于是，徐小姐忍不住偷偷地跑到美容专科医院咨询，医生得知她已经结婚生子后，建议她不要为了美丽再挨上一刀。

　　刚好她有个朋友认识我，听说通过中医治疗就可以恢复迷人曲线，她就赶紧要了我的手机号拨通了我的电话。

　　听陈小姐抱怨完，我让她先不要着急，并帮她分析乳房下垂的原因。在哺乳期内，乳房内部腺体的分泌达到最高峰，产生大量乳汁，导致乳房增大、变重，悬吊和支撑乳房的弹性组织受到长时间的牵拉而向下伸长，变得松弛。哺乳期过后，这些弹性组织如果恢复得不好，就会导致乳房下垂。

　　陈小姐告诉我她的工作很忙，每天没有太多的时间锻炼，我建议她试试艾灸，通过灸疗可以刺激弹性组织恢复和增长，胸部组织纤维能提升乳房，矫正下垂。

　　除了艾灸，我建议她坚持游泳。游泳对锻炼胸部的肌肉有很好的作用。

　　陈小姐高兴地说，她一定会依照我的建议坚持实施。一个月后她给我发来短信，告诉我灸疗加锻炼已经初见成效，乳房开始挺起来了，她和老公的感情也越来越好。如果陈小姐持之以恒，相信几个月后，她就可以恢复以往傲人的身材了。

选穴汇总

❋ 乳根穴、天宗穴、膻中穴、中府穴

取穴精要：

乳根穴： 在胸部，乳头直下乳房根部第五肋间隙距前中线4寸处。艾灸此穴能活血行气，从而帮助促使结块消散。

天宗穴： 定位为在肩胛部，当冈下窝中央凹陷处，与第四胸椎相平。艾灸此穴能舒经活络，通畅胸部周围血气，防止乳房下垂。

膻中穴： 在胸部，前正中线上，平第四肋间，两乳头连线的中点。艾灸此穴能散热、行气、活血，让胸部得到充分的滋养，还能舒缓心情，畅通经络。

中府穴： 胸前壁的外上方，平第一肋间隙，距前正中线6寸处。艾灸此穴能疏通乳房部位的经络，促进乳房部位的血液循环。

取穴技巧：

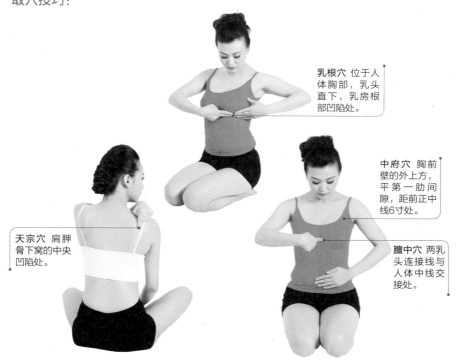

乳根穴 位于人体胸部，乳头直下，乳房根部凹陷处。

中府穴 胸前壁的外上方，平第一肋间隙，距前正中线6寸处。

天宗穴 肩胛骨下窝的中央凹陷处。

膻中穴 两乳头连接线与人体中线交接处。

灸 法

✾ 随身自助灸

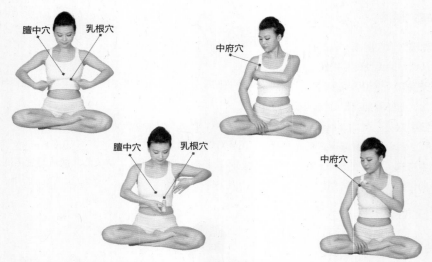

步骤①：先做整个乳房护理按摩，然后拇指重点按揉乳根穴、膻中穴、中府穴，每穴按揉3分钟。之后以艾条灸之，每穴灸5~10分钟。

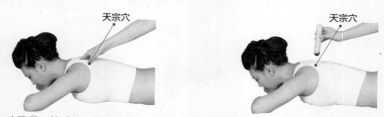

步骤②：俯卧位，拇指点揉天宗穴5分钟，左右各一穴。之后以艾条温灸，左右各一穴，每穴灸约10分钟。

操作要领

1. 按摩穴位的同时用酒精灯点燃艾条。
2. 注意观察受灸者对温度的反应，适时调整。
3. 注意随时清理艾条上的艾灰，避免掉落烫伤受灸者。
4. 手法上采用定点温灸，回旋灸，雀啄灸配合运用。
5. 每穴以灸至皮肤红润为度。

6. 解决产后缺乳问题

看过西方油画的人应该都记得这样一幅杰作：圣母玛利亚将圣子耶稣放在绿色的垫子上，神情温柔而专注地给他喂奶。小耶稣在与妈妈对视的同时，还用小手抓住自己的小脚丫，表现出极大的享受。每一个做过母亲的女性看到这幅画都会为之动容，这样的时刻，只属于母亲和孩子之间。

但在现实生活中，却有很多新妈妈无法给孩子哺乳，因为她们有的缺乳、少乳，有的乳汁根本下不来。我们从中医的角度帮新妈妈们找找原因。明代妇科专著《妇人规》中说："妇人乳汁乃冲任气血所化。"意思是妈妈的乳汁来源于气血，当气血充足，乳汁有了来源，也就充足；当气血不足，乳汁没有了供给源头，就会出现没有乳汁或者乳汁很少的情况。而气血不足的根本原因是脾虚。在人体的器官中，脾生化气血，一旦脾本身出现问题，就会导致气血虚弱。另外，新妈妈们在分娩时失血过多也是造成少乳的直接原因，气主要来源于血，血损耗太多，乳汁来源就不足。

产后失血过多的妈妈们往往会觉得精神疲倦而食欲不振，面色苍白，脉络虚弱。

中医还认为，缺乳的另一个重要原因是乳络不通，导致乳汁下不来，这就像我们开车去某个地方，但在路上发生了交通堵塞，即便我们想尽快到达，也无法前行。有些新妈妈有产后抑郁症，肝火旺盛，肝主疏导，如果产后抑郁，气机不畅，也容易影响肝的疏导作用，阻碍乳汁运行，导致有乳难下。乳络不通的新妈妈常会感到乳房胀痛，食欲减退，甚至忽冷忽热。

怎样才能解决这个难题呢？很简单，通过艾条悬灸膻中穴、乳根穴和少泽穴就能补气益血，疏通乳络。具体做法：将艾条放在穴位上方约3厘米处，固定不移，每个穴位灸5~15分钟，每天1~2次，以穴位周围皮肤有灼热感为度。灸到有乳可通为止，一般一周即可见效。

除了艾灸之外，食疗也是最常见的催奶方法。新妈妈们在产后可多食用花生炖猪蹄、鲫鱼汤、黄花菜炖猪瘦肉、莴笋汤、芝麻粥等，另外木瓜花生大枣汤也有不错的疗效。

选穴汇总

❋ 肩井穴、膻中穴、乳根穴、少泽穴

取穴精要：

肩井穴：在大椎穴与肩峰连线中点，肩部最高处。艾灸此穴有疏导水液的作用，对产后缺乳有很好的效果。

膻中穴：在胸部，两乳头连线中点处。艾灸此穴能调理气机，使全身气机升降得宜。

乳根穴：在胸部，乳头直下乳房根部第五肋间隙距前中线4寸处。艾灸此穴能活血行气，消除乳房结块，疏通乳络。

少泽穴：小指末节外侧，距指甲0.1寸处。艾灸此穴能有效治疗乳汁不足等症状。

取穴技巧：

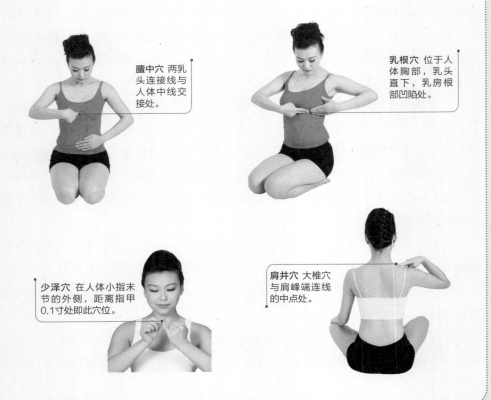

膻中穴 两乳头连接线与人体中线交接处。

乳根穴 位于人体胸部，乳头直下，乳房根部凹陷处。

少泽穴 在人体小指末节的外侧，距离指甲0.1寸处即此穴位。

肩井穴 大椎穴与肩峰端连线的中点处。

灸 法

❋ 有烟艾条灸

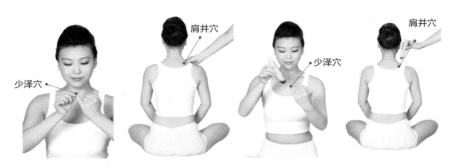

步骤①：坐位，拇指按揉少泽穴、肩井穴，每穴按揉3分钟。
之后以艾条逐一温灸，每穴位温灸约10分钟。

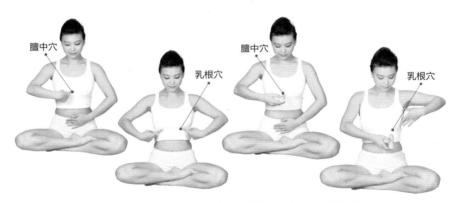

步骤②：坐位，拇指点揉膻中穴、乳根穴，每穴点揉5分钟。
之后以艾条逐一温灸，每穴位灸约10分钟。

操作要领

1. 按摩穴位的同时用酒精灯点燃艾条。
2. 注意观察受灸者对温度的反应，适时调整。
3. 注意随时清理艾条上的艾灰，避免掉落烫伤受灸者。
4. 手法上采用定点温灸、回旋灸、雀啄灸配合运用。
5. 每穴以灸至皮肤红润为度。

PART 04
妇科问题

月经不调、痛经、
白带异常、阴道炎……
这些妇科疾病让女性
总是处在尴尬与烦恼中，
还给身体带来伤害。
艾灸这种神奇的养生疗法，
不仅是妇科良药，
也是女性最贴心的朋友，
是女性健康的护身符。
艾灸能祛寒祛湿、固表止脱，
不仅能轻松祛除妇科疾病，
还能从根源上为美丽保驾护航，
让您轻松自信地面对生活。

1. 艾灸治疗痛经

　　南方城市的夏天给人最大的感受是一个字——热。于是一个有趣的现象就出现了，室外的人穿着短袖冒着汗，室内的人吹着冷气穿着长袖。我的艾灸馆里刚来的美女笑笑就是其中一个。

　　笑笑特别怕冷，天气稍凉一点她就手脚冰凉。笑笑说在她以前的公司，办公室里大多是年轻血气方刚的男同事，才进入初夏，办公室的温度就早早地下降到了22℃左右，所以她只好长期在办公室里准备一件外套。往往还是深秋的时候，别人穿一件厚外套，她却要穿上小棉袄了，同事们都亲昵地称她为"小熊宝宝"。

　　有一次月经期间，公司正好安排她主持一个重要的会议，前一天还精力充沛的她，却因为肚子疼得起不来床，只能临时找人代替。这次突发事件对公司造成了一定的损失，虽然公司领导并没有追究，但是责任心很强的笑笑却感到内疚不已。

　　有一次笑笑趁着休息时间特意让我帮她看看。我故意逗她说："你的肾可能出了毛病，中医管你这种状况叫作'肾阳虚'。"她紧张地问我有没有什么好办法？我笑着对她说："不用太担心，不是特别严重。"我问她是不是经常感觉腰酸背痛、手脚冰凉，并且经常会出现痛经的现象。

　　她连连点头："对呀，我都不敢跟别人握手，怕别人觉得我像个冰块一样。"

　　我接着跟她解释道："肾主一身之阳，当肾阳不足，子宫得不到阳气温煦，就会造成寒气凝聚、经络不通、血行不畅。中医说'不通则痛，痛则不通'，就是这个道理。而你出现的怕冷、手脚冰凉、腰膝酸软等症状正好与'肾阳虚'相符。"

　　听完我的解释，笑笑着急地问我该吃什么药才能治好。我告诉她，那就用我们传统的中医灸疗办法——艾灸。一般在1～3个疗程后，体内寒气过重、痛经、手脚冰冷等症状就会有明显的好转。

　　我说："你近水楼台先得月，以后一段时间我亲自给你做一做艾灸，你就不用担心跟别人握手啦。"笑笑果真按照我的嘱咐，坚持做了一段时间艾灸。有一天她伸出手来说："老师，谢谢你哦。"我愣了一下，原来小丫头是让我感受，她的手现在热热的，让人觉得温暖。

选穴汇总

❋ 大椎穴、肺俞穴、风门穴、中脘穴、关元穴

取穴精要：

中脘穴： 在上腹部，前正中线上，当脐中上4寸处。艾灸此穴能暖胃健脾，提高胃部运化水谷精微能力，提升脾脏的造血能力。

肺俞穴： 在背部，第三胸椎棘突下，两侧旁开1.5寸处。肺俞穴是肺脏经气输注于背部的穴位，艾灸此穴可以补肺气，调肺脏。

风门穴： 在背部，第二胸椎棘突下，旁开1.5寸处。艾灸此穴可以益气固卫，提升体内气血运化能力。

大椎穴： 后正中线上，第七颈椎棘突（即低头时颈背最突起的骨头）下凹陷中。大椎穴属督脉，有通督行气、贯通督脉上下的作用，艾灸此穴能通畅经络，消除血气瘀滞。

关元穴： 肚脐下3寸处。关元穴具有补肾益精、回阳固脱、调理冲任、扶正固本的作用。艾灸此穴能有效提升体内阳气，祛除体内寒气，通经畅血。

取穴技巧：

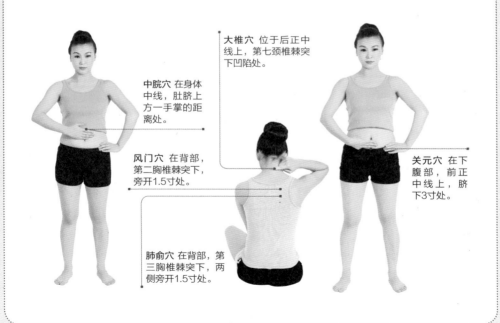

大椎穴 位于后正中线上，第七颈椎棘突下凹陷处。

中脘穴 在身体中线，肚脐上方一手掌的距离处。

风门穴 在背部，第二胸椎棘突下，旁开1.5寸处。

肺俞穴 在背部，第三胸椎棘突下，两侧旁开1.5寸处。

关元穴 在下腹部，前正中线上，脐下3寸处。

女人，
你艾了吗

灸法一

✿ 艾条灸

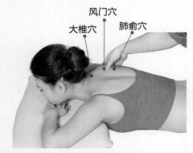

步骤①：拇指依次按摩肺俞穴、风门穴、大椎穴。

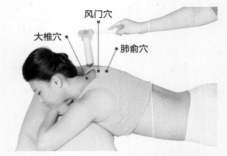

步骤②：手持艾条依次温灸肺俞穴、风门穴、大椎穴。每穴灸5～10分钟。

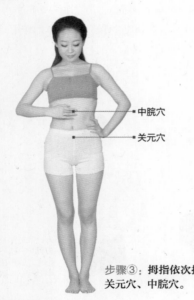

步骤③：拇指依次按摩关元穴、中脘穴。

步骤④：手持艾条依次温灸关元穴、中脘穴。每穴灸5～10分钟。

操作要领

1. 按摩穴位的同时用酒精灯点燃艾条。
2. 注意观察受灸者对温度的反应，适时调整。
3. 手法上采用雀啄灸、回旋灸、定点温灸配合运作。
4. 注意随时清理艾条上的艾灰，避免掉落烫伤受灸者。

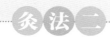

❀ 艾灸罐自助灸

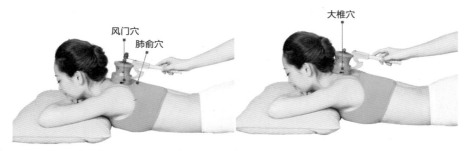

步骤①：艾灸罐依次灸肺俞穴、风门穴、大椎穴。每穴灸15～20分钟。

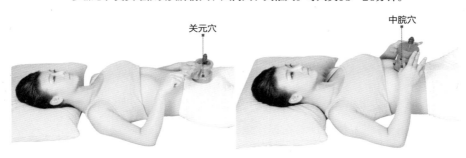

步骤②：艾灸罐依次灸关元穴、中脘穴。每穴灸15～20分钟。

操作要领

1.艾灸时注意艾灰的清理，以免掉落烫伤受灸者。
2.在使用时注意自我皮肤对温度的适应，有必要时可以隔纸巾或薄的毛巾进行滚灸，避免烫伤皮肤。

艾灸小贴士

◇施灸期间避免受寒，可在腹部温敷以缓解疼痛。
◇在做艾灸前可以适当用盐水或艾汤泡泡脚，加强艾灸效果。
◇在做艾灸期间忌食生冷及刺激性食物。
◇保持乐观心态，适时调整自己的情绪。
◇可配合中药内服及局部揉按治疗。
◇每天1次。10次为1个疗程，2～3个疗程即可。

2. 健脾养胃身体棒

刚刚接触艾灸那会儿，带我的师父是一个在妇科方面临床经验十分丰富的老中医。她宅心仁厚，医术高明，很多患者排队找她看病。

有一天我去门诊找她，见她正在给一个十七八岁的女孩做艾灸。

我非常好奇艾叶灸治的治疗原理，于是请教师父。师父告诉我，艾叶是一种向阳生长的植物，属阳，遇火燃烧之后，更是至阳之物。艾火的穿透力很强，灸疗身体穴位，阳气能很快穿透皮肤到达病痛之处，通经活络，祛寒保暖。

师父还特别叮嘱我，用作艾灸的艾叶，必须是陈年的艾草。因为当年生长的艾草内油脂过多，燃烧时候产生的艾火属燥火，容易伤人筋脉。陈艾经过沉淀，不好的成分已经挥发了，这时的"火"是润火，并且火力持久，穿透力强。古人常讲："家有三年艾，郎中不用来。"也正是说明这个道理。

接着师父便给这个女孩做艾灸，还一边给我做临床指导。师父说这个女孩体质偏寒，加上她平时喜欢晚上洗头发，常常头发还湿漉漉的就上床睡觉了。时间一久，寒气就由头部深入并且淤积在体内了。而且她为了保持苗条的身材，经常节食，身体得不到足够的营养，导致脾虚。脾主气血，当脾气虚弱，则不能摄血，导致气血虚弱，月经量就会稀少。再看看那个女孩，身形瘦弱，脸色苍白。

师父给她灸疗了足三里、气海、血海、三阴交、公孙这几个穴位，大约半小时之后，女孩就惊喜地说，她觉得小腹热热的，很舒服。师父告诫她，光一次艾灸没有什么效果，还得配合食疗，在治疗的过程中要坚决远离冰冷的食物（比如冷饮之类），注意保暖，而且以后坚决不能为了保持身材苗条而节食。并嘱咐她回去之后，自我进行艾灸。

一段时间之后，女孩来门诊复诊，我明显看得出她的脸色比以前红润了许多，整个人看起来也比以前有活力了。

她高兴地对我说，身体恢复健康，有活力的感觉真好。

选穴汇总

❈ 足三里穴、气海穴、血海穴、三阴交穴、公孙穴

取穴精要：

足三里穴：小腿前外侧，犊鼻下（膝盖骨下缘）3寸，距胫骨前缘约一横指处。月经稀少的原因之一是体内气血不足，艾灸此穴能提升体内气血运行能力。

气海穴：在下腹部，前正中线上，当脐中下1.5寸处。艾灸此穴不仅能温煦腹部及子宫，还有很好地调理月经的功效。

血海穴：位于髌骨内上缘上2寸，屈膝，当股四头肌内侧头的隆起处。艾灸此穴具有调经统血、健脾化湿的作用，还能提高脾脏运化能力。

三阴交穴：在内踝尖直上3寸，胫骨后缘。艾灸此穴具有健脾胃、益肝肾、调经带、治疗各种妇科病症的作用。

公孙穴：在足内侧缘，第一跖骨基底部的前下方，赤白肉际处。艾灸此穴具有健脾益胃、通调冲脉（冲脉主管月经）的作用。

取穴技巧：

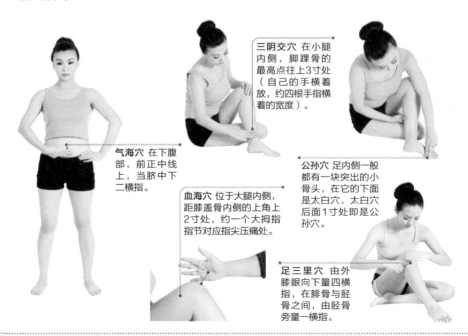

三阴交穴 在小腿内侧，脚踝骨的最高点往上3寸处（自己的手横着放，约四根手指横着的宽度）。

气海穴 在下腹部，前正中线上，当脐中下二横指。

公孙穴 足内侧一般都有一块突出的小骨头，在它的下面是太白穴，太白穴后面1寸处即是公孙穴。

血海穴 位于大腿内侧，距膝盖骨内侧的上角上2寸处，约一个大拇指指节对应指尖压痛处。

足三里穴 由外膝眼向下量四横指，在腓骨与胫骨之间，由胫骨旁量一横指。

女人，
你艾了吗

灸法一

❋ 艾条灸

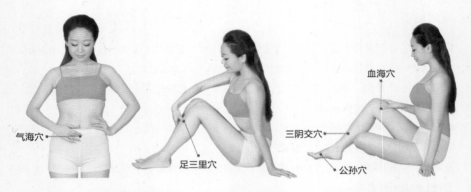

气海穴
足三里穴
血海穴
三阴交穴
公孙穴

步骤①：拇指依次按摩气海穴、足三里穴、血海穴、三阴交穴、公孙穴。每穴按摩
1~5分钟。

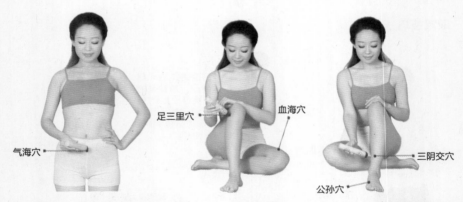

气海穴
足三里穴
血海穴
公孙穴
三阴交穴

步骤②：手持艾条依次温灸气海穴、足三里穴、血海穴、三阴交穴、公孙穴。每穴灸
5~10分钟。

操作要领

1. 按摩穴位的同时用酒精灯点燃艾条。
2. 注意观察受灸者对温度的反应，适时调整。
3. 手法上采用雀啄灸、回旋灸、定点温灸配合运作。
4. 注意随时清理艾条上的艾灰，避免掉落烫伤受灸者。
5. 每穴以灸至皮肤红润为度。

灸 法 二

✳ 艾灸罐自助灸

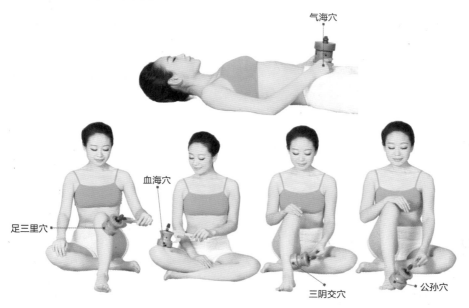

气海穴

血海穴

足三里穴

三阴交穴

公孙穴

步骤：艾灸罐依次灸气海穴、足三里穴、血海穴、三阴交穴、公孙穴。每穴灸1~5分钟。

操作要领

1. 艾灸时注意艾灰的清理，以免掉落烫伤受灸者。
2. 在使用时注意自我皮肤对温度的适应，有必要时可以隔纸巾或薄的毛巾进行滚灸，避免烫伤皮肤。

艾灸小贴士

◇施灸期间注意休息，不要熬夜。

◇在做艾灸前可以适当用四君子汤（人参、白术、茯苓、甘草煮水）泡泡脚，加强艾灸效果。

◇在做艾灸期间忌食生冷及刺激性食物。

◇保持乐观心态，适时调整自己的情绪。

◇可配合相应的中成药内服，如八珍丸。

◇每天1次。10次为1个疗程，2~3个疗程即可。

3. 调理气血养容颜

人们常常用花来比喻女人，说女人就像花儿一样娇俏，像花儿一样美好。从中医的角度来解释，这个比喻也十分贴切。女人气血充足，血液循环畅通，则像一朵开得正娇艳的花，香气袭人；气血虚弱，运行受阻的女人则像一朵快要枯萎的花，皱纹、色斑、青春痘等就很快布满花瓣。

曾经接到一个在校女大学生的求助电话。女生说自己总是面色苍白，形体消瘦，还老觉得没有力气。这些都还不算什么，最让她烦心的是从小月经就不准时，而且量很少。到最近一两年月经居然不来了。妈妈带她看过很多次医生，药也吃了一大堆，都没有特别好的效果。

我问她："医院写给你的诊断书上，引起闭经的原因是什么？"

她说，医生告诉她是气虚血枯引起的闭经。听到她这样说，我对她的这种病症就有了治疗的把握。

气虚血枯型闭经，实际是脏腑功能失调引起的。以肝肾为例，如果一个人先天肝肾不足，就会肾精不足，肝肾同源，会间接影响肝血的收藏。肝主冲脉，冲脉主管月经，冲脉盛则血海充盈，月经正常。当肝血少，冲脉就没有足够的血液荣养，时间久了就无血可下，从而闭经。从这个女生的症状来看，明显是肝肾亏虚导致的气虚血枯闭经。

出现闭经的现象也不要着急，可以吃一些滋补肝肾的食物，比如枸杞子、银耳、木耳、椰子、核桃等。同时可以用艾灸气海穴来调节。

为什么选择气海穴来灸呢？因为气海穴可调经固经，具有很好的调理月经的功效，可以治疗闭经、崩漏、痛经等月经病症。对女性来说，能活跃肾气，补充肾阳不足，促进气血运行，有温经活血、暖宫散寒、防治痛经的作用。

但我敢肯定，这个女生没有完全按照医生的吩咐去做，否则，她的病不会一拖再拖到现在都好不了。于是我郑重地告诫她，这次一定要对自己的病引起重视，按照我说的艾灸方法每天坚持做，再不好好治疗，以后可能会影响到生育。

她一听会影响到生育，吓坏了，说一定照做。坚持了一段时间之后，她告诉我说，她居然开始慢慢地来月经了。又过了几个月，她惊喜地告诉我，月经开始趋

选穴汇总

于正常了。

她很兴奋，在电话里特别感谢我。我笑着说："你早一点听医生的话，身体不就没什么毛病了吗？"

❋ 脾俞穴、气海穴、关元穴、血海穴

取穴精要:

脾俞穴: 在背部，第十一胸椎棘突下，两侧旁开1.5寸处。脾主统血，艾灸此穴能有效增强脾脏的造血能力，对治疗闭经有良好的效果。

气海穴: 在下腹部，前正中线上，当脐中下1.5寸处。气海穴具有调经固经的功效，艾灸此穴能很好地调理月经，对治疗闭经、崩漏、痛经等月经病症有非常好的疗效。

关元穴: 在脐下3寸，腹中线上，仰卧取穴（四指横放即为3寸处）。关元穴具有培肾固本、调气回阳的作用。对女性来说，艾灸此穴能活跃肾气，补充肾阳不足，促进气血运行。

血海穴: 位于髌骨内上缘上2寸，屈膝，当股四头肌内侧头的隆起处。艾灸此穴具有调经统血、健脾化湿的作用。

取穴技巧:

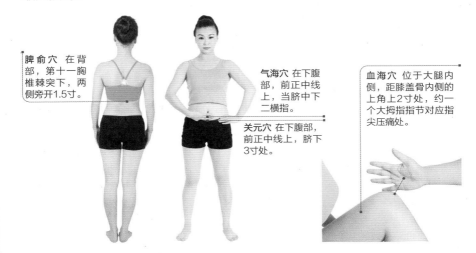

脾俞穴 在背部，第十一胸椎棘突下，两侧旁开1.5寸。

气海穴 在下腹部，前正中线上，当脐中下二横指。

关元穴 在下腹部，前正中线上，脐下3寸处。

血海穴 位于大腿内侧，距膝盖骨内侧的上角上2寸处，约一个大拇指指节对应指尖压痛处。

女人，
你艾了吗

灸 法 一

✿ 艾条灸

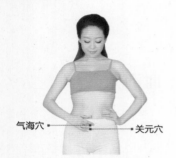

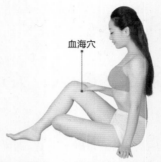

气海穴　关元穴　血海穴

步骤①：拇指依次按摩气海穴、关元穴、血海穴。每穴按摩1～5分钟。

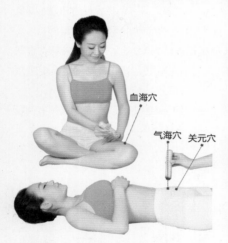

血海穴　气海穴　关元穴

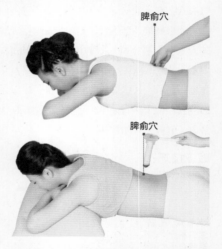

脾俞穴　脾俞穴

步骤②：手持艾条依次温灸气海穴、关元穴、血海穴。每穴灸5～10分钟。

步骤③：拇指按揉脾俞穴，1～3分钟后，以艾条温灸此穴10～15分钟。

操作要领

1. 按摩穴位的同时用酒精灯点燃艾条。
2. 注意观察受灸者对温度的反应，适时调整。
3. 手法上采用雀啄灸、回旋灸、定点温灸配合运作。
4. 注意随时清理艾条上的艾灰，避免掉落烫伤受灸者。
5. 每穴以灸至皮肤红润为度。

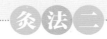

❋ 艾灸罐自助灸

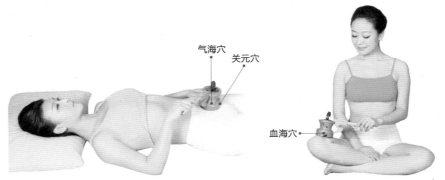

步骤①：艾灸罐依次灸或定点灸气海穴、关元穴、血海穴，每穴灸1~5分钟。

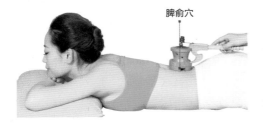

步骤②：艾罐灸脾俞穴灸1~5分钟。

操作要领

1. 艾灸时注意艾灰的清理，以免掉落烫伤受灸者。
2. 在使用时注意自我皮肤对温度的适应，有必要时可以隔纸巾或薄的毛巾进行滚灸，避免烫伤皮肤。

艾灸小贴士

◇施灸期间注意休息，不要熬夜。
◇在做艾灸前可以适当用盐水或当归汤泡泡脚，加强艾灸效果。
◇在做艾灸期间忌食生冷及刺激性食物。
◇保持乐观心态，适时调整自己的情绪。
◇可配合相应的中成药内服，如妇科调经片或逍遥丸。
◇每天1次。10次为1个疗程，2~3个疗程即可。

4. 艾灸缓解乳房胀痛

有一天将近中午，我准备下班回家，来了一位以前的同事。我们曾经在一个办公室工作过好几个月，关系很不错。后来因为我的工作调动，大家见面的机会很少。一见是她，我很惊讶也很高兴，拉着她要请她出去吃午饭，又问她过来的原因，谁知她原本笑意盈盈的脸上突然变得愁云密布，这时从门后面躲躲闪闪地走出来一个女孩。一问，才知道是她的女儿。我很惊讶，在我的印象中她的女儿还是一个可爱的留着娃娃头的小丫头，真没想到几年不见竟然已经长成了一个亭亭玉立的大姑娘。

见有人进来，她害羞地红着脸站在同事身后不肯说话。同事见状，神秘地把我拉到里间，向我说出令她烦心已久的事情。

原来问题就出在她女儿莉莉身上。莉莉正处于青春期，出落得非常漂亮，身材修长，皮肤精致无瑕，只是脸上没有笑容，而且嘴角还冒出了几颗小痘痘。她总是无精打采一副心事重重的样子，同事在跟我描述病情的时候，她显得很焦躁也很不耐烦。

同事告诉我，最近一年左右，莉莉每次月经来临前四五天的时候，乳房总是有很强烈的疼痛感，有时候痛得连内衣都不敢穿。

十七八岁的她正是爱美的花样年华，出现这种情况之后，月经来的前几天她总是很烦躁，不愿跟人交流。最近还经常莫名其妙地对身边的人发火，使得她的朋友也慢慢疏远了她。对她打击更大的是快速下滑的成绩，以前她在班上都是遥遥领先，现在却掉到了二十几名。

同事很着急，虽然她也稍微懂一点医学常识，但是面对女儿身上出现的这种变化，做母亲的也是心有余而力不足。

这不，昨天她带着女儿去医院检查，医生就简单地跟她说了一句"经前期紧张综合征，多注意情绪就行了"，开了一些中成药让她回去吃。

同事觉得不放心，就过来问我有没有什么好法子。听完同事的描述，再看看莉莉的病历，我笑着说："你这次还真来对了。莉莉这个病呢，其实也不严重，主要是因为学习压力过大导致精神过分紧张，进而影响到了肝的疏泄作用。肝对全身

选穴汇总

气机起着疏通和调畅的作用，促使全身之气通而不滞，散而不郁。莉莉精神压力过大导致肝疏泄功能受到影响，疏通升发无力导致肝郁气滞，表现为胸胁胀满，乳房胀痛不已。她表现出来的易怒、烦躁、失眠等症状都是由于肝郁气滞引起的。她的这种情况，做一做艾灸就好了。"同事一听，面露难色地说，她女儿要参加高考，正是紧张的时候，可能没时间过来。我笑着告诉她，你不用来，我教你方法你自己回去操作就好了。

❋ 肝俞穴、乳根穴、太冲穴

取穴精要：

肝俞穴： 在背部，第九胸椎棘突下，旁开1.5寸处。艾灸此穴能疏肝理气，调畅情志，缓解经期乳房胀痛。

乳根穴： 在胸部，乳头直下乳房根部第五肋间隙距前中线4寸处。艾灸此穴能疏通乳房局部气血的运行，消除经期乳房胀痛。

太冲穴： 足背侧，当第一跖骨间隙的后方凹陷处。艾灸此穴有平肝泄热、疏肝养血的功效，可以治疗肝脏引起的病症。

取穴技巧：

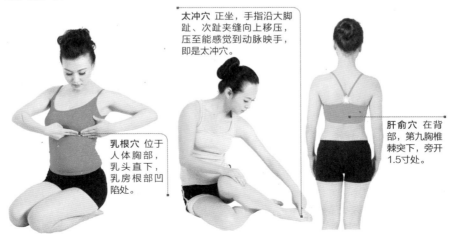

太冲穴 正坐，手指沿大脚趾、次趾夹缝向上移压，压至能感觉到动脉映手，即是太冲穴。

乳根穴 位于人体胸部，乳头直下，乳房根部凹陷处。

肝俞穴 在背部，第九胸椎棘突下，旁开1.5寸处。

灸 法

❋ 艾条悬灸

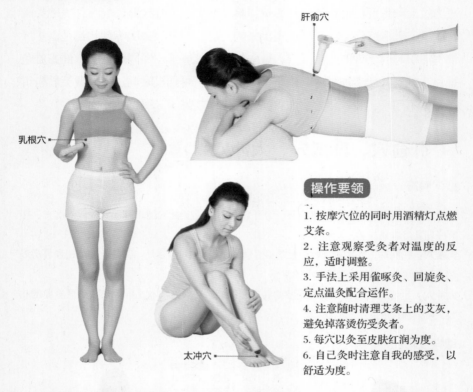

肝俞穴

乳根穴

太冲穴

操作要领

1. 按摩穴位的同时用酒精灯点燃艾条。

2. 注意观察受灸者对温度的反应，适时调整。

3. 手法上采用雀啄灸、回旋灸、定点温灸配合运作。

4. 注意随时清理艾条上的艾灰，避免掉落烫伤受灸者。

5. 每穴以灸至皮肤红润为度。

6. 自己灸时注意自我的感受，以舒适为度。

步骤： 用拇指点压按摩乳根穴与太冲穴。仰卧位施灸。而后再俯卧位按揉肝俞穴，后施灸。每穴按摩时间为1～3分钟，每穴灸10～15分钟或以灸至皮肤潮红为度。

艾灸小贴士

◇施灸期间注意休息，不要熬夜。

◇在做艾灸前可以适当用中药泡脚，稳定自我情绪。

◇忌食辛辣及刺激性食物。

◇保持乐观心态，适时调整自己的情绪，可以适当进行心理疏导。

◇适当配合一些中成药调理，如逍遥丸。

◇每天1次。10次为1个疗程，2～3个疗程即可。

5. 调理月经失调

我有个朋友是政府办证大厅的办事员。有一天她刚刚上班，才走到办公室门口就发现有好几个人神情焦急地在等着，她赶紧到办公室坐下来。没承想，一坐到椅子上，就觉得有什么不对劲。她心里"咯噔"一下，猜想是不是月经来了，不过转念一算，还没到日子呢，应该不是。直到中午下班，她赶紧站起身跑到卫生间，谁知，还真是"好朋友"提前驾到了。

从那天后，接下来的一个月出现了更离谱的现象，竟然来了两次月经，搞得她心烦气躁。这不，趁着星期天有一点时间，她就到我这里来让我帮她调理调理。

她抱怨说："你平时都给别人做艾灸，今天也给我看看，我这是怎么回事，月经怎么会提前呢？"我问她："你平时工作压力太大了吧？"

她说："干我们这一行的，别人不理解，你还不清楚？前一段时间要迎接上级检查，全单位的人都在加班加点。哎，好不容易回到家吧，还要做家务带孩子。说真的，再这样下去我都要崩溃了。"

我严肃地告诉她："你再这样当'拼命三郎'的话，别说心理崩溃，身体也会垮掉的，到时候可就不是月经提前这么简单了。"

她听到这话，神情有些紧张，说："那到底是什么原因引起的？你可一定要给我治好哦，要不然，哼，我可要去砸你的牌子了。"

我笑着说："别，就冲我们的交情，我也得尽心给你治不是？你的这种情况呢，主要是因为生活不规律，心理压力过大引起了肝和脾上面的毛病。肝是我们情绪的'主管'，你长期生活压力过大，肝不能够及时疏泄体内的火气，月经也就不正常。脾是主管血液运行的，这段时间你太过劳累，饮食不规律，脾得不到足够的营养，就没办法使气血正常运行，月经提前自然不足为怪了。"

她想了想，觉得挺有道理，又对我说："那你帮我好好调理调理吧。"

我给她做了一次艾灸，接着让她回去自己依葫芦画瓢。过了一段时间之后，她兴冲冲地来说："我灸了一段时间之后，现在能感觉到自己的小腹暖暖的，很舒服，'大姨妈'也正常了。"

女人，
你艾了吗

选穴汇总

✿ 太冲穴、足三里穴、脾俞穴，次髎穴

取穴精要：

太冲穴：足背侧，在第一跖骨间隙的后方凹陷处。艾灸此穴可治疗月经不调、痛经、闭经、带下等妇科疾病。

足三里穴：小腿前外侧，犊鼻下（膝盖骨下缘）3寸，距胫骨前缘约一横指处。艾灸此穴能有效提升身体的免疫力、增强抗病能力，业内有一句话这样说："常按足三里，胜吃老母鸡。"

脾俞穴：在背部，第十一胸椎棘突下，两侧旁开1.5寸。艾灸此穴能健脾和胃，促使我们体内气血正常运行，从而起到调理月经的作用。

次髎穴：在髂后上棘下与后正中线之间，适对第二骶后孔中。艾灸此穴能强腰补肾，调经活血，还有行气止痛的效果。

取穴技巧：

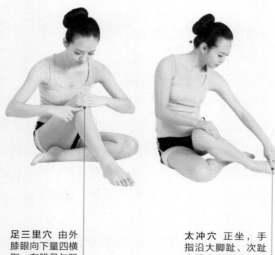

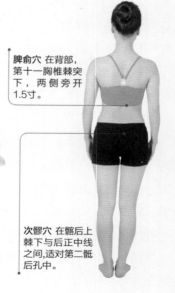

脾俞穴 在背部，第十一胸椎棘突下，两侧旁开1.5寸。

足三里穴 由外膝眼向下量四横指，在腓骨与胫骨之间，由胫骨旁量一横指。

太冲穴 正坐，手指沿大脚趾、次趾夹缝向上移压，压至能感觉到动脉映手，即是太冲穴。

次髎穴 在髂后上棘下与后正中线之间，适对第二骶后孔中。

灸法一

✿ 艾条灸

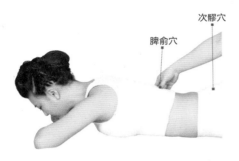

次髎穴
脾俞穴

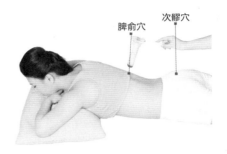

脾俞穴
次髎穴

步骤①：拇指依次按摩次髎穴、脾俞穴。每穴按摩约5分钟。

步骤②：手持艾条依次温灸次髎穴、脾俞穴。每穴灸5～10分钟。

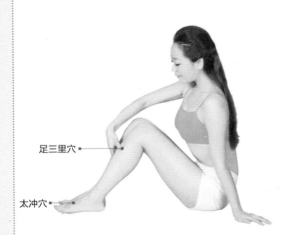

足三里穴
太冲穴

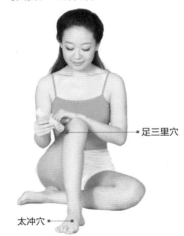

足三里穴
太冲穴

步骤③：拇指依次按摩足三里穴、太冲穴。每穴按摩约5分钟。

步骤④：手持艾条依次温灸足三里穴、太冲穴，每穴灸5～10分钟。

操作要领

1. 按摩穴位的同时用酒精灯点燃艾条。
2. 注意观察受灸者对温度的反应，适时调整。
3. 手法上采用雀啄灸、回旋灸、定点温灸配合运作。
4. 注意随时清理艾条上的艾灰，避免掉落烫伤受灸者。

灸法二

艾灸罐自助灸

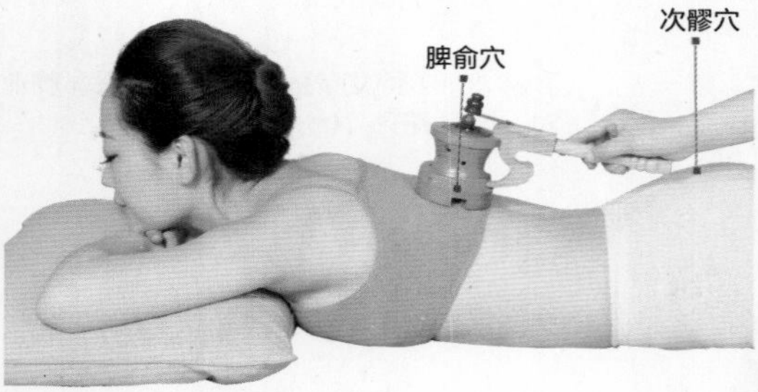

步骤①：**艾灸罐依次灸次髎穴、脾俞穴。**

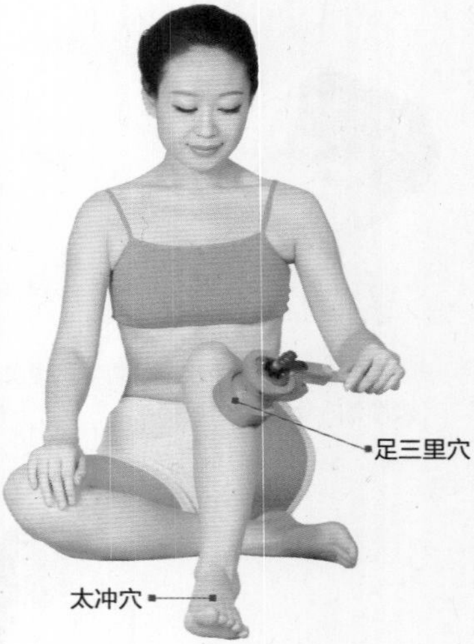

步骤②：**艾灸罐依次灸足三里穴、太冲穴。**

操作要领

1. 艾灸时注意艾灰的清理，以免掉落烫伤受灸者。
2. 在使用时注意皮肤对温度的适应，有必要时可以隔纸巾或薄的毛巾进行滚灸，避免烫伤皮肤。

艾灸小贴士

◇施灸期间注意休息，不要熬夜。
◇在做艾灸前可以适当用盐水或当归汤泡泡脚，加强艾灸效果。
◇在做艾灸期间忌食生冷及刺激性食物。
◇保持乐观心态，适时调整自己的情绪。
◇可配合相应的中成药内服，如妇科调经片或逍遥丸。
◇每天1次。10次为1个疗程，2～3个疗程即可。

6. 远离乳腺增生

经常能听到女性朋友们抱怨，上班时自己是上进要强的"杜拉拉"，下班回家是贤惠勤劳的家庭主妇。家里的男人呢，却是看电视、玩电脑、打游戏，无聊了还偶尔来个夜不归宿。

给老公打电话催他回家，老公还不乐意。长期这样，女人心里自然不能平衡，许多女人在心里默默地生闷气。可这样生气最终伤害的是谁？还是女人自己。

陈老师就是"受害者"之一。她平时上班压力很大，回家还要一个人带孩子。老公也常常惹她生气。时间久了，她一生气就会乳房胀痛，有时候还会摸到一些大小不等的肿块。如果心情好，肿块就变小了。

陈老师经常到我这里来做艾灸，大多数时候都是她一个人来。有一天，她老公陪着她过来，我笑着问她老公："你在家里肯定经常惹你老婆生气吧？"陈老师气哼哼地瞪了她老公一眼说："那还用说！"我边给她艾灸边说："哥们，咱把老婆娶回家是心疼的可不是让她生气的，您呀，以后还是多顺着老婆的心意吧，她这病呀，就是被气出来的。"

陈老师的老公憨憨地挠挠头说："她老这么说，你看，我不是都过来陪她了。以后老婆说什么我就做什么。"

可是为什么生气会引起乳腺增生呢？俗话说，怒伤肝，喜伤心，惊、恐伤肾，悲伤肺。这就是为什么女人生气的时候，会感觉乳房先开始发胀，紧接着胸口又胀又痛，一摸，还能摸到大小不一的肿块。乳腺增生发病的一个重要原因是长期心情不好导致肝气郁结、血行不畅，从而形成肿块。

《疡医大全》里就有记载："乳癖似乳中结核，其核随喜怒消长。"通俗点说，就是爱生气的女人容易得乳腺增生。

那有没有什么办法可以预防乳腺增生呢？有，那就是保持心情愉快，不生气了，肝也就平和了，肝一平和，气也就顺了，就不会形成气结，即乳腺增生。我还教陈老师的老公艾灸的方法，让他回去经常给老婆做做灸疗，既能增进夫妻感情，还能帮助陈老师消除乳腺增生带来的烦恼。她老公边学边对陈老师说："老婆，下次我当你的家庭医生，再也不气你啦！"

选穴汇总

✿ 肩井穴、膻中穴、期门穴、太冲穴、太溪穴

取穴精要：

肩井穴：在肩上，当大椎穴与肩峰端连线的中点上，在前胸部正对乳中处。艾灸此穴有行气活血、舒筋通络的功效。

膻中穴：属任脉的穴道，在人体的胸部，人体正中线上，两乳头之间连线的中点。艾灸此穴有行气活血的作用，可治疗乳腺炎等乳房疾病。

期门穴：属足肝经经脉的穴道，在人体的胸部，乳头直下，与巨阙穴齐平处。艾灸此穴为肝的募穴，灸疗此穴有健脾疏肝、理气活血的功效。

太冲穴：在足背侧，当第一跖骨间隙的后方凹陷处。艾灸此穴能平肝泄热、舒肝养血，治疗乳腺增生有比较好的效果。

太溪穴：足内侧，内踝后方，在内踝尖与跟腱的凹陷处。艾灸此穴能补充人体元气，元气充足则百害不侵。

取穴技巧：

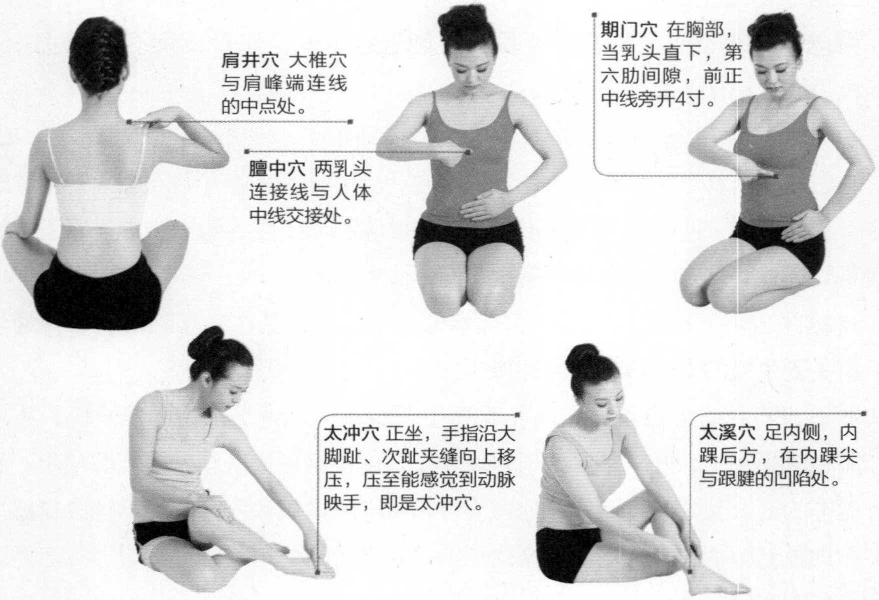
肩井穴 大椎穴与肩峰端连线的中点处。
膻中穴 两乳头连接线与人体中线交接处。
期门穴 在胸部，当乳头直下，第六肋间隙，前正中线旁开4寸。
太冲穴 正坐，手指沿大脚趾、次趾夹缝向上移压，压至能感觉到动脉映手，即是太冲穴。
太溪穴 足内侧，内踝后方，在内踝尖与跟腱的凹陷处。

灸法一

✿ 艾条悬灸法

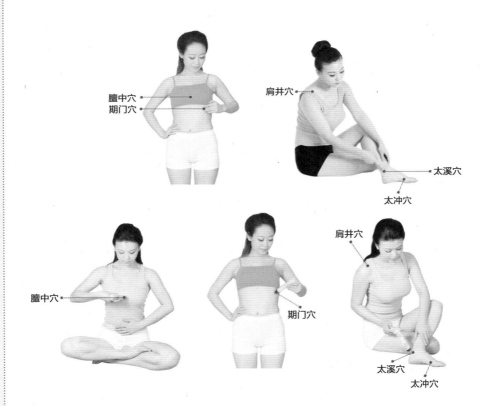

膻中穴
期门穴

肩井穴

太溪穴
太冲穴

膻中穴

期门穴

肩井穴

太溪穴
太冲穴

步骤：先点按肩井穴、膻中穴、期门穴、太冲穴、太溪穴，然后再点燃无烟艾或有烟艾条进行悬灸。每穴按摩时间为1～3分钟，每穴灸10～15分钟或以灸至皮肤潮红为度。

操作要领

1. 按摩穴位的同时用酒精灯点燃艾条。
2. 注意观察受灸者对温度的反应，适时调整。
3. 手法上采用雀啄灸、回旋灸、定点温灸配合运作。
4. 注意随时清理艾条上的艾灰，避免掉落烫伤受灸者。
5. 每穴以灸至皮肤红润为度。
6. 自己灸时注意自我的感受，舒适为度。

7. 白带异常问题

男人们都喜欢夏天，因为在夏天可以看到戴着墨镜、穿着超短裙和黑丝袜的性感美女。可惜男人们不知道，夏日的阳光虽然让女性享受了性感特权，却也带给女性很多烦恼！

很多女性患者跟我诉苦，因为生理结构和男人不同，女性私处总会分泌一些白色透明状像鸡蛋清之类的东西，医生管这个叫做白带。正常情况下白带无味、无刺激性，它含有乳酸杆菌、溶菌酶和抗体，能够有效抑制在私处生长的细菌，是女性身体健康的一剂良药。和老公亲热的时候，它还有润滑的作用。但如果私处有炎症，它就会变得跟浆糊一样浓稠，多得吓人。尤其是闷热的夏天，稍不注意可能还会产生臭味。

这些症状往往使得她们都不敢出门，哪还顾得上穿性感的衣服出去享受男人们的目光呢？有男人说，电视上不是经常播"洗洗更健康"的广告吗？去买点洗液回来洗洗不就没事了。可他们怎么能明白，这些药只治标不治本，往往一旦停药，私处不干净的感觉又立马会回来。

那白带异常到底是什么原因引起的呢？许多患者都问过这个问题，其实这得从我们自己的身体来找原因。从中医角度来说，女性白带过多主要有三方面的原因：一是脾虚。因为脾是运化水湿的，脾虚了，运化水湿的能力也会减弱，造成人体气血不足。气不足，那么脾收摄的能力就会下降，藏不住东西，所以白带的量比较多。二是肾虚。肾主水，肾虚也会导致水的气化与运输不畅，造成阴液下行，酿成带下病。这类女性白带量比较多，质稀，还会出现腰酸、怕冷的症状。三是湿热。外部环境湿热和自身内湿都易损伤任脉、中冲二脉，从而形成带下。

所以白带过多有异味的女性，要根据自己的实际情况对症下药，不能不辨病因地胡乱用药。

选穴汇总

❀ 水道穴、气海穴、中极穴、带脉穴

取穴精要：

水道穴：在下腹部，当脐中下3寸，距前正中线2寸处。艾灸此穴有利水、通淋、消肿的作用，能有效祛湿，缓解白带异常。

气海穴：在下腹部，前正中线上，当脐中下1.5寸处。艾灸此穴能有效提升体内阳气，有助于发挥脾的升提功能。

中极穴：在腹部，前正中线上，脐下4寸处。艾灸此穴能益肾兴阳、化湿驱邪，对治疗白带异常有很好的效果。

带脉穴：侧腹部，章门穴下1.8寸处。第十一肋游离端下方垂线与脐水平线交点上。艾灸此穴能有效祛除体湿，具有收湿止带的作用。

取穴技巧：

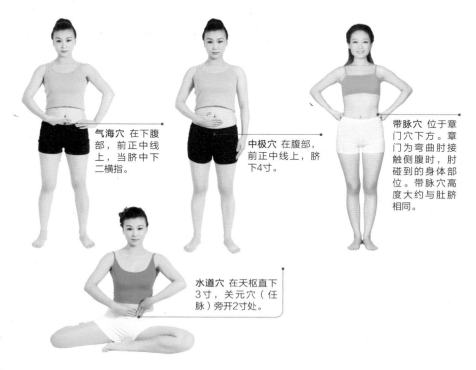

气海穴 在下腹部，前正中线上，当脐中下二横指。

中极穴 在腹部，前正中线上，脐下4寸。

带脉穴 位于章门穴下方。章门为弯曲肘接触侧腹时，肘碰到的身体部位。带脉穴高度大约与肚脐相同。

水道穴 在天枢直下3寸，关元穴（任脉）旁开2寸处。

女人，
你艾了吗

灸 法 一

✳ 悬灸仪悬灸

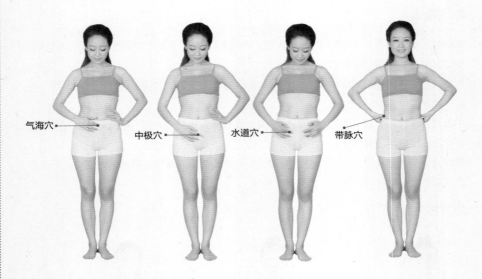

气海穴　　　中极穴　　　水道穴　　　带脉穴

步骤①：拇指按摩气海穴、中极穴、水道穴、带脉穴，每穴按摩1～5分钟。

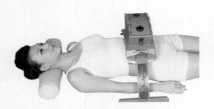

步骤②：悬灸仪固定在前面三大穴位，共灸30～45分钟。

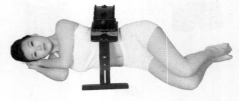

步骤③：侧身悬灸带脉穴，左右各灸20分钟。

操作要领

1. 按摩穴位的同时用酒精灯点燃艾条。
2. 注意观察受灸者对温度的反应，适时调整。

灸法二

✾ 传统艾条手灸

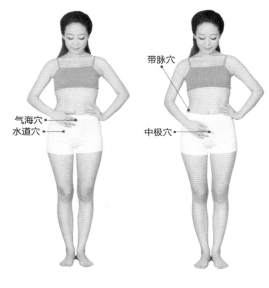

带脉穴

气海穴
水道穴

中极穴

步骤①：拇指按摩气海穴、中极穴、水道穴、带脉穴，每穴按摩1~5分钟。

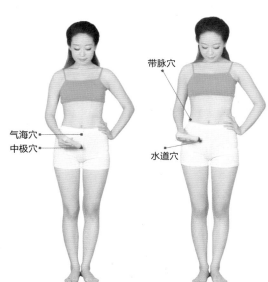

带脉穴

气海穴
中极穴

水道穴

步骤②：手持艾条依次温灸气海穴、中极穴、水道穴、带脉穴，每穴灸10~15分钟。

操作要领

1. 按摩穴位的同时用酒精灯点燃艾条。
2. 注意观察受灸者对温度的反应，适时调整。
3. 手法上采用雀啄灸、回旋灸、定点温灸配合运作。
4. 注意随时清理艾条上的艾灰，避免掉落烫伤受灸者。
5. 每穴以灸至皮肤红润为度。

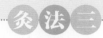

灸法三

✽ 随身自助灸

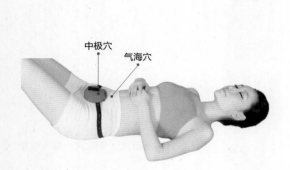

中极穴　气海穴

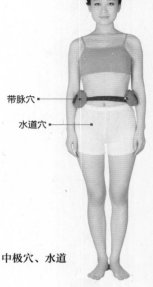

带脉穴
水道穴

步骤：把艾炷点燃放入随身灸灸盒里，分别固定在气海穴、中极穴、水道穴、带脉穴上，时间为15～20分钟或以灸至皮肤潮红为度。

操作要领

1. 艾灸时注意艾灰的清理，以免掉落烫伤受灸者。
2. 在使用时注意皮肤对温度的适应，有必要时可以隔纸巾或薄的毛巾进行滚灸，避免烫伤皮肤。

艾灸小贴士

◇施灸期间注意休息，不要熬夜。
◇在做艾灸前可以适当用薏米砂仁煮水泡脚，加强除湿效果。
◇忌食辛辣及刺激性食物。
◇保持乐观心态，适时调整自己的情绪。
◇注意个人卫生，尽量调节好性生活，避免感染。
◇每天1次。10次为1个疗程，2～3疗程即可。

8. 艾灸缓解宫颈炎

有一次我坐火车出差，对面坐了一对小情侣。女孩叫小云，她告诉我，两人是去度蜜月。小云是80后，工作非常出色，生活中却小鸟依人，像一个没长大的孩子。我打趣她，要是有了宝宝，老公岂不是要照顾两个小孩了。小云连连摇头，说不想很早要宝宝。下车时，我们已经成了好朋友，还互留了联系方式。我告诉她，身体要是有个什么小病小痛，可以跟我联系。

没过多久，我就收到小云给我的QQ留言，她说她怀了个蜜月宝宝。但后来，她又给我发来邮件说她已经做了人流。但没想到手术后引起感染，老公带她去了附近的一个医院检查，经诊断她才知道患上了中度宫颈糜烂。小云就连着输液十多天，没想到治疗之后，再到医院检查还是中度，小云觉得很懊恼，因此心情很不好，就给我发邮件问我有没有解决方法。

我就在QQ上给她回复，让她换一家正规点的医院去检查，同时不要把宫颈糜烂想象得太严重。宫颈糜烂是一种常见的妇科病，它的早期是宫颈炎，后期慢慢严重，宫颈外口的鳞状上皮被宫颈管的柱状上皮所替代，由于覆盖面的新生上皮非常薄，可以看到下方的血管和红色组织，看上去就像糜烂一样，所以叫宫颈糜烂，而实际上这并不是真正的糜烂。

子宫颈糜烂的患处寄生着很多杂菌和致病微生物，因此宫颈筛查或者阴道镜检查通常会找出不同的病因。用一般的抗菌消炎药经常顾此失彼，治了这种菌治不了那种菌。小云总也治不好的原因也就不难理解。

我让小云试试艾灸，因为中医认为肾主阳，肾阳足才能转化为气，小云因为人流伤了身体导致气虚，腰腿酸软的症状说明她肾阳虚。气虚和肾虚交织在一起使身体内的水湿不能转化为气，聚集在体内形成湿热，艾灸能够温补肾阳，化湿除热，具有很好的消炎止痛作用。

在小云治疗的过程中，我提醒她，为防止复发，她和老公要同时治疗，而且两人尽量减少"爱爱"的次数。半年后，小云给我打电话说，宫颈糜烂的毛病已经彻底治好了，而且顺带着把她阴道瘙痒的毛病也一起治好了。

选穴汇总

❋ 八髎穴、关元穴、子宫穴、归来穴、三阴交穴、合谷穴

取穴精要：

八髎穴：臀部沟旁开约1.5寸所在区域。四个穴位都在骶骨上，上髎在髂后上棘与后正中线之间，正对第一骶后孔。次髎在上髎下方，正对第二骶后孔。中髎正对第三骶后孔，下髎正对第四骶后孔。艾灸此穴能治疗各种妇科病症以及腰膝部关节的病症。

关元穴：在下腹部，前正中线上，脐下3寸处。艾灸此穴能很好地温暖下元，补气益肾。

子宫穴：在下腹部，脐下4寸，两侧旁开3寸处。艾灸此穴对治疗宫颈炎有非常好的效果。

归来穴：位于下腹部，当脐中下4寸，距前正中线2寸。艾灸此穴能通过经络温补胞宫，化湿除热，消炎止痛。

三阴交穴：小腿内侧，足内踝尖上3寸，胫骨内侧后方。三阴交穴是女性艾灸常用穴位，艾灸此穴能益气壮阳，健脾胃，益肝肾，促进体内水湿转化为气。

合谷穴：在手背，第一、二掌骨间，第二掌骨桡侧的中点。艾灸此穴能镇静止痛，通经活络，清热解表，消除炎症。

取穴技巧：

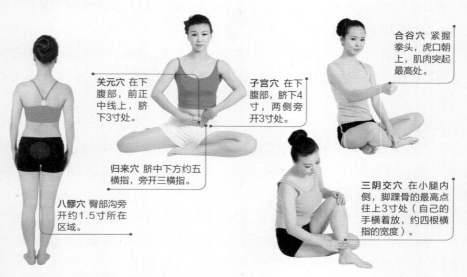

合谷穴 紧握拳头，虎口朝上，肌肉突起最高处。

关元穴 在下腹部，前正中线上，脐下3寸处。

子宫穴 在下腹部，脐下4寸，两侧旁开3寸处。

归来穴 脐中下方约五横指，旁开三横指。

八髎穴 臀部沟旁开约1.5寸所在区域。

三阴交穴 在小腿内侧，脚踝骨的最高点往上3寸处（自己的手横着放，约四根横指的宽度）。

灸 法

✿ 艾条灸

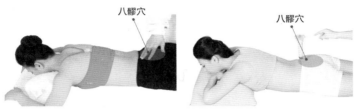

八髎穴　　　　　　　　八髎穴

步骤①：俯卧位，拇指按揉八髎穴10分钟。艾条温灸八髎穴，每穴灸5~10分钟或以灸至皮肤红润为度。

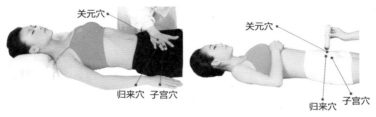

关元穴　　　　　　　　关元穴
归来穴　子宫穴　　　　归来穴　子宫穴

步骤②：仰卧位，按摩关元穴、归来穴、子宫穴，每穴按摩1~3分钟。之后以艾条灸诸穴，每穴灸5~10分钟或以灸至皮肤红润为度。

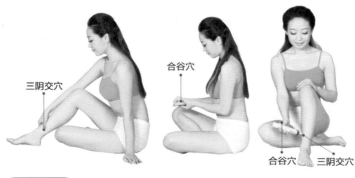

三阴交穴　　　合谷穴　　　　　合谷穴　三阴交穴

步骤③：按揉三阴交穴与合谷穴，用艾条灸此二穴，每穴灸5~10分钟或以灸至皮肤红润为度，左右各一对。

操作要领

1. 按摩穴位的同时用酒精灯点燃艾条。
2. 注意观察受灸者对温度的反应，适时调整。
3. 注意随时清理艾条上的艾灰，避免掉落烫伤受灸者。
4. 手法上采用定点温灸、回旋灸、雀啄灸配合运用。
5. 每穴以灸至皮肤红润为度。

9. 缓解盆腔炎

每天早晨，我家楼下的小花园里都会有许多人在晨练。其中有个老太太，姓张，60多岁了，却精神矍铄、身体健朗。每天我上班路过，她都会笑眯眯地跟我打招呼。偶尔有什么小病小痛，她还会到我们家来找我给她看看。

她特别相信中医，偶尔身体不适的时候都会从我这里讨一些小方子回去自己治疗。在一个院子住了这么多年，我还真没见老太太生过什么大病。

有一天晚上我在家里休息，听见有人敲门。我打开门一看，居然是老太太在门口，她满面愁容。我赶紧请她进来坐。老太太一进屋便连连唉声叹气。

我问她是不是生病了。老太太说，不是她，是她儿媳妇。原来，老太太儿媳妇最近半年经常肚子痛、腰部酸痛，检查后确诊为慢性盆腔炎。医生给她开了妇科千金片，但起效很慢。老太太很着急，因为听说慢性盆腔炎可能会导致不孕，而她又急着想早点抱上孙子，所以想问问我有没有好的治疗方法。

老太太说，儿媳妇经常会发低烧，还总感觉肚子有胀痛和下坠感，月经也特别多，还带着血块。平时白带多，颜色黄黄的，有异味。我问她还有没有别的症状，老太太无奈地说，她只知道这些。我只好亲自给她儿媳妇小郑打电话了解病情。电话里小郑偷偷告诉我，因为不想太早要孩子，半年前她做过一次人流，怕婆婆担心，她和老公一直瞒着婆婆。去医院检查医生说是流产手术引起的盆腔炎。但令她愁眉不展的是术后一直在吃药，却总不见好。

通过对她的病情进行分析，我判断她的这种盆腔炎是湿热瘀阻引起的。她流产后恢复不好，伤口愈合得慢，经血长期滞留体内，导致经络不通，从而引起盆腔炎。盆腔炎的发病原因与宫颈糜烂类似，都是因为气虚和阳虚结合导致水湿不能化气，滞留在体内形成湿热，感染不同的部位。虽然她按时吃药，但盆腔炎患者的盆腔内部都有增厚粘连的炎症组织，其局部的血液循环不畅，吃药治疗的话，药物比较难通过血液循环到达炎症部位，治疗效果不佳。最好的方法，还是以中医方法治疗，温阳化湿，活血化瘀。

我建议让老太太带她儿媳妇来我这里做艾灸，因为艾灸具有通经活络、行气

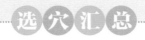

活血、祛湿逐寒、消瘀散结的作用，对治疗盆腔炎有非常好的疗效。

经过一个疗程的治疗，小郑的盆腔炎慢慢治好了。老太太也恢复了往日的笑容，又精神抖擞地每天在楼下晨练了。

✿ 关元穴、子宫穴、水道穴、中极穴

取穴精要：

关元穴： 在下腹部，前正中线上，脐下3寸处。艾灸此穴能培补元气，温肾壮阳，化湿活血。

子宫穴： 在下腹部，脐下4寸，两侧旁开3寸处。艾灸此穴能调经理气，升提下陷，通畅经络。

水道穴： 在下腹部，当脐中下3寸，距前正中线2寸处。艾灸此穴能利水，通淋，消肿，调经止痛，消除炎症。

中极穴： 属任脉的穴道，在下腹部，前正中线上，当脐中下4寸处。长期坚持艾灸、按压此穴，能治疗各种女性妇科疾病，如月经不调、痛经、赤白带下、子宫脱垂等症。

取穴技巧：

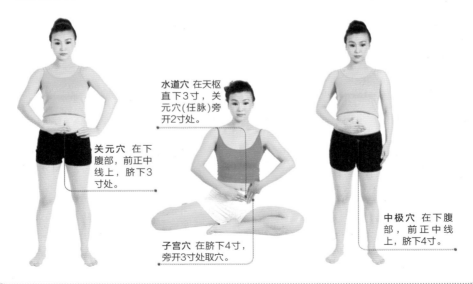

水道穴 在天枢直下3寸，关元穴（任脉）旁开2寸处。

关元穴 在下腹部，前正中线上，脐下3寸处。

子宫穴 在脐下4寸，旁开3寸处取穴。

中极穴 在下腹部，前正中线上，脐下4寸。

女人，
你艾了吗

灸法

❈ 艾条灸

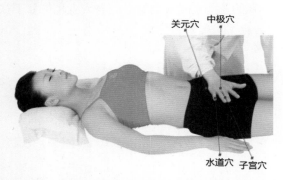

关元穴　中极穴

水道穴　子宫穴

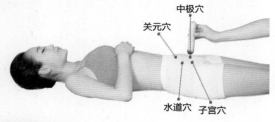

中极穴

关元穴

水道穴　子宫穴

步骤：仰卧位，拇指按揉关元穴、子宫穴、水道穴、中极穴，每穴按揉1～3分钟。艾条灸关元穴、子宫穴、水道穴、中极穴，每穴灸5～10分钟。

操作要领

1. 按摩穴位的同时用酒精灯点燃艾条。
2. 注意观察受灸者对温度的反应，适时调整。
3. 注意随时清理艾条上的艾灰，避免掉落烫伤受灸者。
4. 手法上采用定点温灸、回旋灸、雀啄灸配合运用。
5. 每穴以灸至皮肤红润为度。

艾灸小贴士

◇施灸期间注意休息，不要熬夜。
◇在做艾灸前可以适当用中药泡脚，稳定自我情绪。
◇忌食辛辣及刺激性食物。
◇保持乐观心态，适时调整自己的情绪。
◇如有炎症者可以适当的配合吃些消炎药或中成药，如花红片。
◇艾灸期间适时调节性生活，炎症期禁止性生活。
◇每天1次，10次为1个疗程，2～3个疗程即可。

10. 远离阴道炎

　　阴道炎是妇科病中最常见的一种，反复发作，难以完全治愈。许多女性不堪其扰却又找不到更好的办法，往往是自己跑到药店去买点洗液自行治疗。用药的那几天不犯了，可是一停药又复发，用药次数多了还会产生依赖性。

　　这样的患者大多去过医院检查开药，或是有到药店买阴道外洗液的经历。但是很多时候，钱花了不少，炎症却反反复复发作，让人痛苦不堪。

　　患者李女士就告诉我，她最近阴道炎犯了，外阴和阴道像被火烧着一样，又热又痒，她总是忍不住要用手去挠，但越挠越痒。坐在办公室里感觉浑身不自在，坐立不安。以前她也经常出现这样的情况，一般她都是选择去药店买一瓶阴道外洗液，冲几天就会好。但这次接连洗了几次，却毫无效果，被这个症状"骚扰"得苦不堪言的她不得不去医院挂了个急诊看病。

　　医院给出的诊断结果是霉菌性阴道炎。正常情况下女性阴道里都有霉菌，一旦微生物失衡，就可能引发霉菌性阴道炎。霉菌好酸性，尤其是月经前后，随着阴道酸碱度发生变化，霉菌就容易大量产生，导致阴道内酸碱度失衡，所以通常患霉菌性阴道炎时，需要用碱性洗液清洗。但霉菌性阴道炎是个非常顽固的家伙，像李女士的这种状况，就是长期使用碱性洗液，产生了依赖性。

　　后来她经朋友介绍来我这里做艾灸，第一次灸疗完之后，我叮嘱她一定要坚持来做灸疗，并且配合药物治疗。如此反复几次之后，她惊喜地告诉我，之前的症状减轻了许多，以前总觉得私处黏黏的不舒服，现在通过治疗之后，觉得清爽了不少，而且阴道炎发作的次数也越来越少，真没想到小小的艾灸能有这么大的作用。

　　她还告诉我，她已经将这个方法告诉朋友们，大家还经常一起交流，都快成一个艾灸小团队了。

选穴汇总

❀ 气海穴、关元穴、中极穴、行间穴

取穴精要：

气海穴：在下腹部，前正中线上，当脐中下1.5寸处。艾灸此穴能温阳益气，扶正固本，培元补虚。

关元穴：在下腹部，前正中线上，脐下3寸处。艾灸此穴能培肾固本，对尿路及阴道感染有很好的调理作用。

中极穴：属任脉的穴道，在下腹部，前正中线上，当脐中下4寸处。艾灸此穴能益肾兴阳，阳气充足则能化湿祛邪。

行间穴：在足背侧，当第一、二趾间，趾蹼缘的后方赤白肉际处。艾灸此穴能生风化火，祛湿祛肿。

取穴技巧：

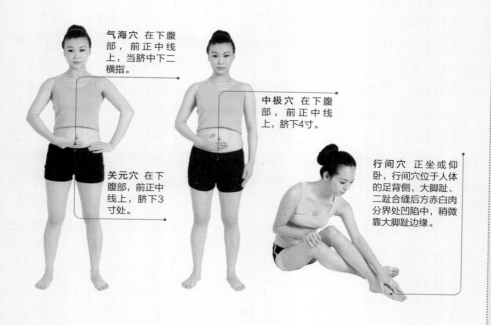

气海穴 在下腹部，前正中线上，当脐中下二横指。

中极穴 在下腹部，前正中线上，脐下4寸。

关元穴 在下腹部，前正中线上，脐下3寸处。

行间穴 正坐或仰卧，行间穴位于人体的足背侧，大脚趾、二趾合缝后方赤白肉分界处凹陷中，稍微靠大脚趾边缘。

灸法一

✿ 艾条灸

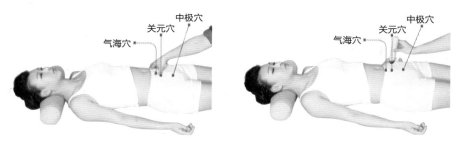

步骤①：仰卧位，拇指按揉气海穴、关元穴、中极穴，每穴按揉1～3分钟。艾条温灸气海穴、关元穴、中极穴，每穴灸5～10分钟。

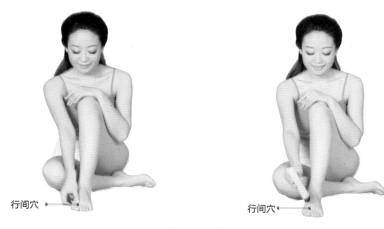

步骤②：按揉行间穴，并用艾条温灸此穴，左右各一穴，每穴灸15分钟。

操作要领

1. 按摩穴位的同时用酒精灯点燃艾条。
2. 注意观察受灸者对温度的反应，适时调整。
3. 注意随时清理艾条上的艾灰，避免掉落烫伤受灸者。
4. 手法上采用定点温灸、回旋灸、雀啄灸配合运用。
5. 每穴以灸至皮肤红润为度。

女人，
你艾了吗

灸 法 二

❈ 随身灸

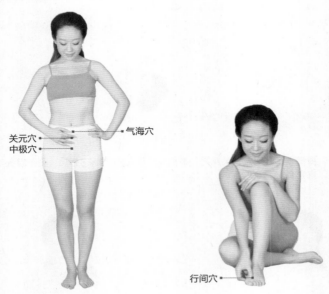

关元穴
中极穴
气海穴
行间穴

步骤：拇指按揉关元穴、气海穴、中极穴、行间穴，每穴按揉1~3分钟。将艾炷放入随身灸内，固定在以上穴位处，同时温灸诸穴，时间为20~30分钟。

操作要领

1. 艾灸时注意艾灰的清理，以免掉落烫伤受灸者。
2. 在使用时注意皮肤对温度的适应，有必要时可以隔纸巾或薄的毛巾进行滚灸，避免烫伤皮肤。

艾灸小贴士

◇施灸期间注意休息，不要熬夜。
◇在做艾灸前可以适当用中药泡脚，稳定自我情绪。
◇忌食辛辣及刺激性食物。
◇保持乐观心态，适时调整自己的情绪。
◇如有炎症者可以适当配合吃些消炎药或中成药，如金鸡胶囊。
◇艾灸期间适时调节性生活，炎症期禁止性生活。
◇每天1次，10次为1个疗程，2~3个疗程即可。

11. 艾灸治疗尿道感染

有一天我到中医院坐诊，来了一位很有意思的患者。这位患者姓乔，30多岁，自己开了一个规模很大的花店。那天门诊人很多，她一坐下来就大嗓门地说："医生，快帮我瞧瞧，我最近小便又疼又不顺畅，太憋屈了。"

她的话把我们都逗笑了，坐诊的吴医生忍住笑，示意她慢慢说。3个月前，她突然发现自己上厕所的次数特别频繁，而且每次间隔不超过半个小时，恨不得坐在马桶上不起来，小便的过程中还总觉得自己尿不干净，有刺痛的感觉。看着电视上天天循环播放的治疗尿道炎的广告，她真怀疑自己得的是急性尿路感染。由于店里的生意特别忙，她也就拖着，最近感觉症状又加重了，才赶紧到医院来看。

吴医生让她先去化验，结果出来之后果然如她之前的预测——急性尿路感染。这个病的特点是发病急、炎症反应重、病变部位浅。常见的症状有尿频、尿急、尿痛、脓尿等，更严重者还会出现"血尿"。根据乔女士的检查结果来看，她的病情还不算特别严重，但是如果不及时治疗，会转为慢性尿路感染，治疗起来就困难得多。吴医生让她接连几天输液消炎，同时还建议她买些艾条回去做一做艾灸辅助治疗。

第一天艾灸完回去，乔女士给我打来电话说，她觉得病情并没有好转，小便后疼痛的感觉还加重了。

我告诫她心急吃不了热豆腐，这个治疗要持续几天才能有效果。乔女士半信半疑地按照我说的话去做了。第四天晚上她就惊喜地给我打电话来说，她小便抽痛的感觉基本消除了。

为了彻底治愈疾病，她又连续灸疗了许多次。听说到现在她都没有再出现尿频、尿不尽的现象了。

选穴汇总

✿ 关元穴、中极穴、次髎穴、膀胱俞穴

取穴精要:

关元穴:在下腹部,前正中线上,脐下3寸。艾灸此穴能很好地温暖下元,补气益肾。

中极穴:属任脉的穴道,在下腹部,前正中线上,当脐中下4寸处。艾灸此穴能益肾兴阳,阳气充足则能化湿驱祛邪。

次髎穴:在骶部,髂后上棘内下方,适对第二骶后孔处。艾灸此穴能疏导水液,健脾除湿,消除炎症。

膀胱俞穴:在骶部,当骶正中嵴旁1.5寸,平第二骶后孔。膀胱腑中的寒湿水气由此外输膀胱经,艾灸此穴能有效调理尿路感染。

取穴技巧:

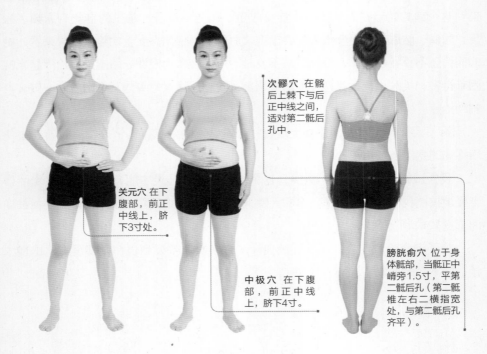

次髎穴 在髂后上棘下与后正中线之间,适对第二骶后孔中。

关元穴 在下腹部,前正中线上,脐下3寸处。

中极穴 在下腹部,前正中线上,脐下4寸。

膀胱俞穴 位于身体骶部,当骶正中嵴旁1.5寸,平第二骶后孔(第二骶椎左右二横指宽处,与第二骶后孔齐平)。

灸 法 一

✾ 艾条灸

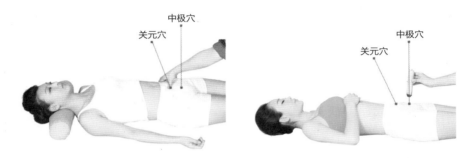

步骤①：仰卧位，拇指按揉关元穴、中极穴，每穴按揉1～3分钟。艾条温灸关元穴、中极穴，每穴灸5～10分钟。

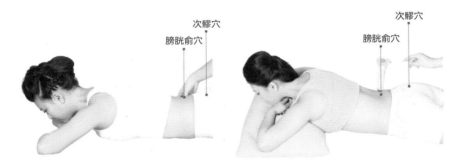

步骤②：俯卧位，拇指按揉膀胱俞穴、次髎穴，每穴按揉3分钟。艾条温灸两穴10～15分钟。

操作要领

1. 按摩穴位的同时用酒精灯点燃艾条。
2. 注意观察受灸者对温度的反应，适时调整。
3. 注意随时清理艾条上的艾灰，避免掉落烫伤受灸者。
4. 手法上采用定点温灸、回旋灸、雀啄灸配合运用。
5. 每穴以灸至皮肤红润为度。

女人，
你艾了吗

灸法二

✱ 随身灸

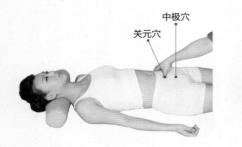
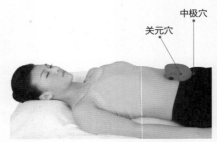

步骤①：仰卧位，拇指按揉关元穴、中极穴，每穴按揉1~3分钟。将艾炷放入随身灸内，固定在以上穴位处，同时温灸诸穴20~30分钟。

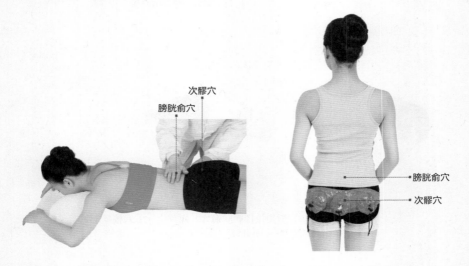

步骤②：俯卧位，掌揉膀胱俞穴、次髎穴，每穴揉3分钟。之后用随身灸温灸诸穴20~30分钟。

操作要领

1. 艾灸时注意艾灰的清理，以免掉落烫伤受灸者。
2. 在使用时注意皮肤对温度的适应，有必要时可以隔纸巾或薄的毛巾进行滚灸，避免烫伤皮肤。

12. 艾灸根除外阴瘙痒

有一次我去外地，买了张软卧票。火车上人不多，我所在的软卧车厢只有我和另外一个女孩。放好行李之后女孩就坐下来和我聊天。交谈过程中她得知我是专门做中医养生这一块的，犹犹豫豫地问我能不能帮她解决一个难题。

我爽快地点头，女孩红着脸告诉我，她有外阴瘙痒的症状。女孩接着说，因为从小父母工作就很忙，所以从她月经的第一天起，母亲就没有教过她经期该注意些什么，每次来月经都是自己偷偷地跑到商店去买卫生巾。15岁左右，她就发现自己私处有异味，而且有时候还觉得很痒。但那时年纪很小，也不能做妇科检查。直到前不久结婚，老公陪她去医院做了一次彻底的检查，用阴道镜查出是重度宫颈糜烂。由于怕病情加重，她赶紧到医院做了激光加冷冻的治疗宫颈糜烂手术，手术的效果还不错。但宫颈糜烂虽然治愈了，私处也没有异味了，可外阴骚痒却开始伴随着她，时好时坏，时轻时重。

白天症状要轻一些，一到晚上就特别痒，又不能挠。老公带着她去医院，抱回来一大堆药物。可是无论用什么药，都是用药期间病情减轻，基本好转，药物一停，就又复发，每次痒起来像千万只蚂蚁在心底挠。这样反反复复，极度影响心情和生活。

她很泄气，也很无奈，觉得这个病恐怕要伴随她一辈子了。

我告诉她，这个病其实没什么大不了，只不过要坚持治疗才行。如果治疗期间三天打鱼两天晒网，又不注意个人卫生，肯定难治愈。

我建议她还是继续用药，然后配合艾灸进行调理，艾灸有杀菌止痒的作用，对妇科病方面有很好的治疗效果。

回去之后，她按照我教给她的艾灸方法治疗，坚持了一段时间，外阴瘙痒的毛病还真的好了不少。

女人，
你艾了吗

选穴汇总

✳ 关元穴、子宫穴、带脉穴、水道穴、三阴交穴

取穴精要：

关元穴：在下腹部，前正中线上，脐下3寸处。关元穴是女子蓄血之处，艾灸此穴能培肾
固本、祛湿升阳。

子宫穴：在下腹部，脐下4寸，两侧旁开3寸处。此穴位是女性健康大穴，艾灸此穴能调经
理气、提升下陷。

带脉穴：侧腹部，章门穴下1.8寸处，第十一肋游离端下方垂线与脐水平线交点上。艾灸
此穴能调经止带、疏肝行滞，消除诸经在此处的血瘀积热。

水道穴：在下腹部，脐中下3寸，距前正中线2寸处。艾灸此穴能调和脾胃，与三阴交穴、
带脉穴一起灸，能治痛经、不孕。

三阴交穴：小腿内侧，足内踝尖上3寸处，胫骨内侧后方。艾灸此穴能健脾胃，提升脾胃
运化水湿的功能，还能益肝肾，使气血充足。

取穴技巧：

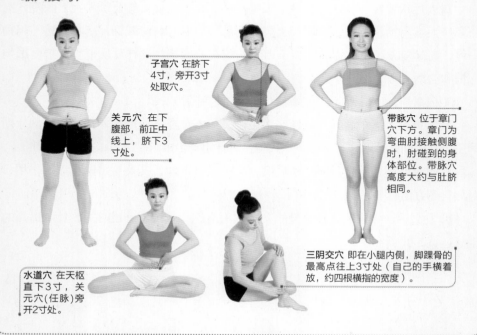

子宫穴 在脐下
4寸，旁开3寸
处取穴。

关元穴 在下
腹部，前正中
线上，脐下3
寸处。

带脉穴 位于章门
穴下方。章门为
弯曲肘接触侧腹
时，肘碰到的身
体部位。带脉穴
高度大约与肚脐
相同。

水道穴 在天枢
直下3寸，关
元穴(任脉)旁
开2寸处。

三阴交穴 即在小腿内侧，脚踝骨的
最高点往上3寸处（自己的手横着
放，约四根横指的宽度）。

灸法一

✿ 艾条灸

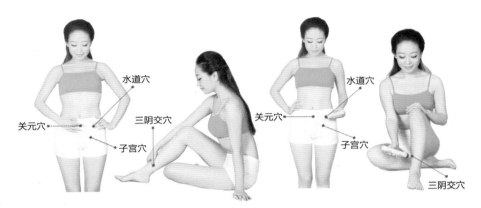

水道穴
三阴交穴
关元穴
子宫穴
水道穴
关元穴
子宫穴
三阴交穴

步骤①：拇指按揉关元穴、子宫穴、水道穴、三阴交穴，每穴按揉1～3分钟。艾条温灸关元穴、子宫穴、水道穴、三阴交穴，每穴灸5～10分钟。

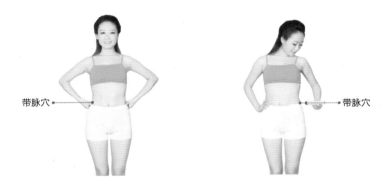

带脉穴
带脉穴

步骤②：拇指按揉带脉穴3分钟。艾条温灸带脉穴10～15分钟，左右各一个。

操作要领

1. 按摩穴位的同时用酒精灯点燃艾条。
2. 注意观察受灸者对温度的反应，适时调整。
3. 注意随时清理艾条上的艾灰，避免掉落烫伤受灸者。
4. 手法上采用定点温灸、回旋灸、雀啄灸配合运用。
5. 每穴以灸至皮肤红润为度。

灸法二

❋ 随身灸

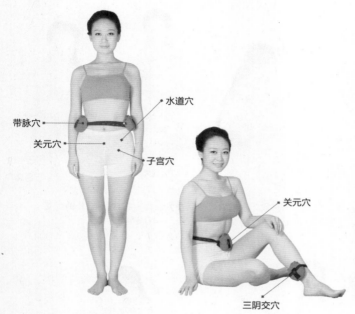

水道穴

带脉穴

关元穴

子宫穴

关元穴

三阴交穴

步骤：先用拇指按揉关元穴、子宫穴、带脉穴、水道穴、三阴交穴，每穴按揉1～3分钟。然后将艾炷放入随身灸内，固定在以上穴位处，同时温灸诸穴，时间为20～30分钟。

操作要领

1. 艾灸时注意艾灰的清理，以免掉落烫伤受灸者。
2. 在使用时注意皮肤对温度的适应，有必要时可以隔纸巾或薄的毛巾进行滚灸，避免烫伤皮肤。

艾灸小贴士

◇施灸期间注意休息，不要熬夜。
◇在做艾灸前可以适当用中药泡脚，稳定自我情绪。
◇忌食辛辣及刺激性食物。
◇保持乐观心态，适时调整自己的情绪。
◇如有炎症者可以适当配合吃些消炎药或中成药，如三金片。
◇艾灸期间适时调节性生活，炎症期禁止性生活。
◇每天1次，10次为1个疗程，2～3个疗程即可。

13. 提高夫妻生活质量

琴琴是我好哥们的孩子，从小学习成绩在班里数一数二，高考时考上了国内某名牌大学。大学毕业之后又很幸运地考入国家机关单位工作。

不过如此优秀的琴琴在爱情上却有些小麻烦，因为琴琴从小就长得胖嘟嘟的。小时候胖点显得可爱，可是长大之后这胖胖的体形却成了琴琴的心病。许多男孩子听人介绍相亲，但看见琴琴胖胖的身材就打了退堂鼓。

直到去年，琴琴才找到一位合适的结婚对象，小伙子憨厚老实，对琴琴也不错。蜜月生活一直甜甜蜜蜜，好几次碰到他们，都是一副恩爱的样子。

最近我发现琴琴瘦了很多，人比以前漂亮了，可是整个人看起来却精神大不如前。有天琴琴来找我老婆聊天，她吞吞吐吐地告诉我老婆，不知为什么最近半年夫妻生活一直不和谐。

我老婆很吃惊，以往见到两人在街上都是手牵着手，也没见两人红过脸，怎么会在夫妻生活上出问题呢？

琴琴说，她也不知道是什么原因，刚结婚时虽然胖胖的，但老公一点儿都不嫌弃，还觉得她很可爱，走在大街上也一直紧紧地牵着她的手不放。

但琴琴心里过不去，总觉得要减肥变得漂亮些才好。于是琴琴便开始瞒着老公偷偷地节食减肥，还上健身房做大量的运动。

一段时间之后，体重是减下来了，人也变得比以前漂亮了。老公见她变得漂亮了也很高兴，两人的感情变得更加牢固。

但是没想到，自从减肥之后，琴琴不想过夫妻生活了。原本说话声音洪亮，活泼开朗的她走路、说话都感觉力气不足，而且她比以前更怕冷，老是感觉腰部和小腹发凉。最近几个月她还发现自己的月经量越来越少。

我回家之后，老婆将这个事情告诉了我，问我有没有什么好办法。第二天我把琴琴叫到家里来，仔细看看她，虽然是瘦了不少，但眼袋水肿，再看看她的舌头，舌体淡白胖大，脸上还冒出一些痘痘和斑点。

我明白琴琴这是因为减肥引起的脾肾两虚证。于是我问她："你老公现在是不是因为这个事情跟你闹别扭呢？"

琴琴不好意思地点点头说，老公对她减肥这件事很生气，有时候还会冷战。她要是早知道减肥会引起这样的后果，说什么也不会这样做了。

我拍拍她的肩膀，安慰她说："减肥倒不是什么坏事，关键是你要健康地减，像你这样过度节食把自己身体都搞垮了肯定不行。女人的美丽健康离不开气血。血的来源首先就是要吃五谷杂粮，然后经由胃初步筛选，小肠细选，再往上输送给脾化生气血，脾将气给肺、血给心，心肺再合力将气血输送到全身，以滋养身体。你每天过度节食，就没有食物供应脾化生气血。脾长时间不工作，也会变得越来越懒。就像一个正在长身体的小孩，不给足够的营养，他怎么能长高、长大呢？而且过度节食还会耗费你的身体元气——肾精。肾精光耗不补，时间久了，它也扛不住呀。在这种情况下，连自己的身体健康都得不到保证，又怎么会有过夫妻生活的想法呢？"

琴琴有些着急又有些不好意思，问我是不是没什么办法了。

我说："你现在不要再节食，保持正常的饮食习惯，然后再抽时间来我家，我给你做做艾灸，调养脾和肾。艾灸能温补肾阳，利水祛湿。一段时间之后，脾肾调理好了，你们吵架的次数就会少了。"

果然，经过一段时间的灸疗，琴琴的身体逐渐好了起来。小丫头现在依然在减肥，但不再是不健康的方式了。每天见到他们小俩口乐呵呵的，这感觉真好。

选穴汇总

❋ 关元穴、命门穴、肾俞穴、涌泉穴、中极穴

取穴精要：

关元穴： 在下腹部，前正中线上，脐下3寸处。艾灸此穴能治疗一切气虚证，并能增强小肠对营养物质的吸收。

命门穴： 在腰部，后正中线上第二腰椎棘突（隆起的骨）下方凹陷处。艾灸此穴能补肾，肾主纳气，能使气血生化有源。

肾俞穴： 在背部，第二腰椎棘突下，两侧旁开1.5寸处。艾灸此穴能补精益肾，使肾经气血生化有源。

涌泉穴： 位于足底前1／3的凹陷中，第二、三趾趾缝纹头端与足跟连线的前1／3处。艾灸此穴能滋阴潜阳、宁心安神，还能增精益髓、补肾壮阳，从根本上补虚损。

中极穴： 在腹部，前正中线上，脐下4寸处。艾灸此穴能益肾兴阳。阳气充足，则能化湿驱邪。

取穴技巧：

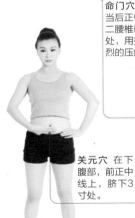

命门穴 在腰部，当后正中线上，第二腰椎棘突下凹陷处，用指压时有强烈的压痛感。

肾俞穴 双手放在腰侧髂骨上，四指朝前，拇指朝后，两拇指触碰到的位置即第四腰椎骨，往上三横指处是第二腰椎骨，在第二腰椎棘突下再旁开两个横指的位置即是肾俞穴。

关元穴 在下腹部，前正中线上，脐下3寸处。

中极穴 在腹部，前正中线上，脐下4寸。

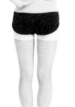

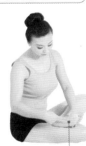

涌泉穴 足底，脚掌下，第二、三趾趾缝纹头端与足跟连线的前1/3处。

女人，
你艾了吗

灸法一

✳ 艾条灸

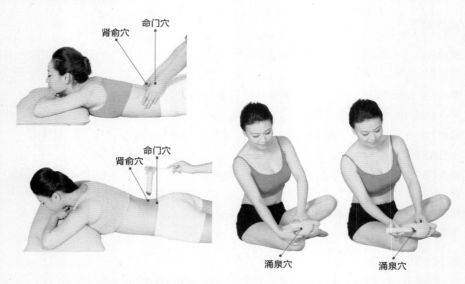

肾俞穴　命门穴
命门穴　肾俞穴
涌泉穴　　涌泉穴

步骤①：俯卧位，拇指按揉肾俞穴、命门穴、涌泉穴各3分钟。之后以艾条逐一温灸，每穴位温灸10～15分钟。

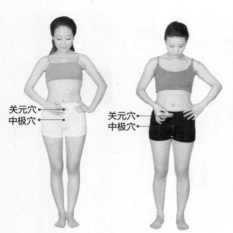

关元穴
中极穴
关元穴
中极穴

步骤②：拇指按摩关元穴、中极穴各3分钟，或进行整腹按摩后重点刺激此二穴各3分钟。之后以艾条灸此二穴各15分钟。

操作要领

1. 按摩穴位的同时用酒精灯点燃艾条。
2. 注意观察受灸者对温度的反应，适时调整。
3. 注意随时清理艾条上的艾灰，避免掉落烫伤受灸者。
4. 手法上采用定点温灸、回旋灸、雀啄灸配合运用。
5. 每穴以灸至皮肤红润为度。

灸 法 二

❋ 灸座灸

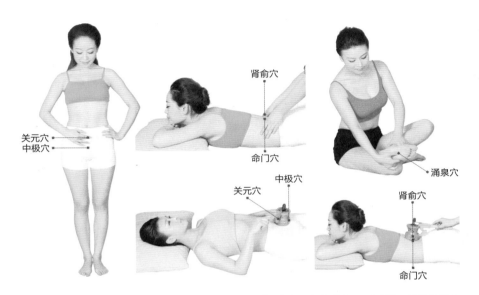

关元穴
中极穴

肾俞穴
命门穴

涌泉穴

关元穴
中极穴

肾俞穴
命门穴

步骤： 拇指按揉关元穴、中极穴、命门穴、肾俞穴、涌泉穴，每穴按揉1～3分钟。将艾炷放入随身灸内，固定在以上穴位，同时温灸诸穴，时间为20～30分钟。

操作要领

1. 艾灸时注意艾灰的清理，以免掉落烫伤受灸者。
2. 在使用时注意皮肤对温度的适应。有必要时可以隔纸巾或薄的毛巾进行滚灸，避免烫伤皮肤。

艾灸小贴士

◇施灸期间注意休息，不要熬夜。
◇在做艾灸前可以适当用中药泡脚，稳定自我情绪。
◇忌食辛辣及刺激性食物。
◇保持乐观心态，适时调整自己的情绪。
◇如有炎症者可以适当配合吃些消炎药或中成药，如三金片。
◇艾灸期间适时调节性生活，炎症期禁止性生活。
◇每天1次，10次为1个疗程，2～3个疗程即可。

PART 05
更年期烦恼

更年期本应该是
女人的第二春天，
可大多数女人在这个阶段
都感到焦虑心慌。
因为别人说，更年期将带走
你的青春、美丽、健康，
送来衰老、肥胖、焦虑。
但这一切都只是"别人说"。
不妨静下心来，从容淡定地微笑，
不再纠结于一次失眠或一次烦躁。
与艾灸为友，
在一缕艾香中悄悄解决这些烦恼，
将岁月变成我们的情人。

1. 摆脱焦虑没烦恼

"男人四十一朵花，女人四十豆腐渣"，女人们常常能听到这样的话。尤其是过了四十岁的女人，对这样的话格外敏感。虽然她们可能事业有成，身材容貌都保持得很好，可总觉得自己在各方面都不如自己的丈夫，再看看那些二十几岁正貌美如花的小姑娘们，自卑心理就在心底深深地扎下了根，遇到事情也没有以前那么淡定和自信了。再加上孩子已经长大独立，不再像以前那样黏着自己，心里便产生了强烈的落差，还有一种对未来生活的莫名的焦虑和烦躁。

她们在日常生活中遇到一些鸡毛蒜皮的小事情也容易和老公、孩子吵起来，还总觉得他们都不理解自己。如果听到孩子顶个嘴，说，妈你更年期了吧，就会委屈得想独自躲起来抹把泪。偶尔身体不舒服，就很自觉地把自己归入到更年期人群，悲观地认为自己的人生从此就要走向全面衰落，毫无精彩可言了。

其实在更年期到来之前，还有一个过渡过程，这个过程在中医里被称为"准停经期"，即中年女性停经之前的那个时期。在这期间会出现一些停经的预兆，但又没有完全停经，此时女性体内雌激素分泌量逐渐减少，月经也不规律，晚上睡不着，还容易发脾气。长期受这些身体因素的影响，中年女性往往会对自己的生活产生不满情绪，对未来的生活也感到悲观，对自己的家庭及事业产生深深的焦虑和恐慌。

我的一个工程师朋友刘女士就正经历着这样的伪更年期。单位新来的属下年轻有为，很多机会都让给他去做了，刘女士觉得自己在单位再也做不出什么成绩，心里很失落。回家跟老公抱怨，可是老公整天忙着应酬，也没时间搭理她、关心她。她觉得十分委屈，只好把这种感情寄托在孩子身上，但孩子又嫌她啰嗦，干脆很少回家。有一天刘女士对我说，她觉得人生很没意思，甚至想自杀。

听完她的倾诉，我明白她现在其实是被伪更年期所困扰。需要打开她的心结，放下沉重的心理负担，只有这样才能平稳地度过这段特殊时期。

我隔三差五地去看她，陪她聊天，并告诉她可以适当配合食疗来补充营养，并且试试用艾灸疗法来缓解伪更年期所产生的焦虑症。一段时间过后，她的症状果然减轻了不少，人也比以前精神了许多。

选穴汇总

✽ 百会穴、膻中穴、肝俞穴、章门穴、太冲穴

取穴精要：

百会穴： 在头顶部，正中线上，两耳尖连线中点，或前发际中直上5寸处。艾灸此穴能升清阳，举下陷，温阳化气，安神宁心。

膻中穴： 在胸部，两乳头连线中点处。艾灸此穴能调理气机，平心静气。

肝俞穴： 在背部，当第九胸椎棘突下，旁开1.5寸处。艾灸此穴能调肝顺气、补益气血，气血通畅自然不会焦虑躁动。

章门穴： 人体的侧腹部，当第十一肋游离端的下方。艾灸此穴对肝气郁结、肝炎等疾患均有很好的治疗、调理和改善作用。

太冲穴： 足背侧，当第一跖骨间隙的后方凹陷处。艾灸此穴有平肝、理气、通络的作用，能够帮助消除焦虑。

取穴技巧：

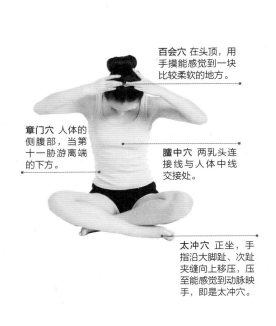
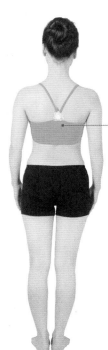

百会穴 在头顶，用手摸能感觉到一块比较柔软的地方。

章门穴 人体的侧腹部，当第十一肋游离端的下方。

膻中穴 两乳头连接线与人体中线交接处。

太冲穴 正坐，手指沿大脚趾、次趾夹缝向上移压，压至能感觉到动脉映手，即是太冲穴。

肝俞穴 背部两肩胛骨连线的中点是第七胸椎棘突下的至阳穴，往下数两个突起下旁开两横指处即是肝俞穴。

灸 法

✿ 有烟艾条灸

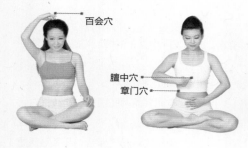
百会穴
膻中穴
章门穴

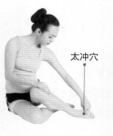
太冲穴

步骤①：拇指按摩百会穴、膻中穴、章门穴、太冲穴，每穴按摩5分钟左右。

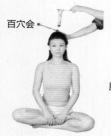
百穴会

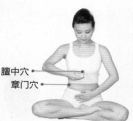
膻中穴
章门穴

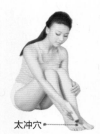
太冲穴

步骤②：之后依次用艾条灸百会穴、膻中穴、章门穴、太冲穴，每穴灸5~10分钟。

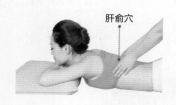
肝俞穴

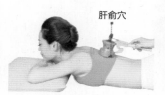
肝俞穴

步骤③：俯卧位，拇指按摩肝俞穴5分钟左右。之后用艾条灸此穴5~10分钟。

操作要领

1. 按摩穴位的同时用酒精灯点燃艾条。
2. 注意观察受灸者对温度的反应，适时调整。
3. 注意随时清理艾条上的艾灰，避免掉落烫伤受灸者。
4. 手法上采用定点温灸、回旋灸、雀啄灸配合运用。
5. 每穴以灸至皮肤红润为度。
6. 亦可采用灸座灸。

艾灸小贴士

◇平时少熬夜，施灸期间注意休息。
◇适当通过食疗或膏方来配合治疗。
◇每天1次，12次为1个疗程，2~3个疗程即可。

2. 心平气和养心安神

更年期是每个女人必须经历的一个阶段，有些女性在这个时期会变得异常敏感，容易焦躁，或者出现心慌、失眠等症状。

其实更年期并不是洪水猛兽，也没有大家想象的那么可怕，对待更年期要有正常的心态。以前我就碰到一位患者，不过这位患者本人并没有来，来的是患者的女儿小梅。小梅说，她一直觉得妈妈很坚强。小时候爸爸常年在外地工作，妈妈一个人在家含辛茹苦地把她拉扯大，吃了很多苦。小梅曾暗暗发誓，长大后一定要好好孝顺妈妈。

可是长大之后，小梅渐渐觉得自己不能理解妈妈了，因为妈妈的脾气越来越暴躁，经常为鸡毛蒜皮的小事情发脾气，母女俩经常为此闹别扭。

小梅喜欢和朋友一起出去玩，也有自己的生活和社交圈子。但妈妈觉得小梅会被骗，经常找各种理由限制她出去。小梅觉得自己没有自由，很讨厌被束缚的感觉。可是与妈妈理论往往会让妈妈大发雷霆。

随着妈妈进入更年期，母女俩的关系也越来越紧张，一丁点儿的小事都可能争吵半天。小梅说前些天两人甚至因为一盆脏水吵架。

事情的起因是小梅习惯用塑料盆接水洗脸，洗完后就直接把脏水倒掉，但妈妈要求她把脏水端到卫生间集中起来冲厕所。一般小梅都会按照妈妈的要求做，可有一天忘记了，恰好被妈妈看见，使得妈妈唠叨起来。小梅觉得很冤，就和妈妈理论了几句，结果惹得妈妈大发脾气，还怪她不仅不给家里做贡献，还要浪费。

这件事情之后小梅都不敢待在家里了，怕一不小心就会惹妈妈生气。但看到妈妈经常在家里郁郁寡欢的样子，她心里又很难受。于是小梅自作主张到医院来替妈妈看病来了。

我安慰小梅，妈妈爱发脾气的这种症状其实是更年期综合征的一种。更年期女性心理要承受很多的东西，孩子逐渐长大，让很多妈妈感觉孩子不再需要自己，因此心理会产生强烈的孤独感和恐惧感。爱生气的妈妈们实际上是潜意识用这种方式在表达自己的感情需要。听我一番解释，小梅凝重的脸色渐渐地缓和了一些。

选穴汇总

那怎么缓解妈妈这种症状呢？我告诉小梅，平时还是要多回家陪陪妈妈，多和她聊聊天，尽量不要惹妈妈生气。所谓"孝顺"就是既要孝也要顺。妈妈做错的地方尽量不要直白地指出来，试着用婉转的语言去化解。

对待女性更年期爱发脾气的现象，还可以辅助以食疗或艾灸疗法，都能有效缓解这些症状。

❋ 太冲穴、内关穴、肝俞穴、章门穴

取穴精要：

太冲穴：在足背侧，第一、第二跖骨间隙的后方凹陷处。太冲穴属于足厥阴肝经上的穴位，艾灸此穴能平肝泄热，疏肝养血。

内关穴：小臂内侧中线（两条筋之间），腕横纹上2寸处（中指、无名指、小指三指）。艾灸此穴能和胃理气，舒筋活络。

肝俞穴：在背部，当第九胸椎棘突下，旁开1.5寸处。艾灸此穴能疏肝利胆，理气养血。

章门穴：在侧腹部，当十一肋游离端的下方处。艾灸此穴能健脾疏肝，有清热利湿的功效。

取穴技巧：

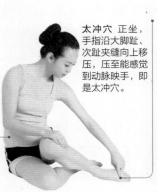

章门穴 在侧腹部，当十一肋游离端的下方处。

太冲穴 正坐，手指沿大脚趾、次趾夹缝向上移压，压至能感觉到动脉映手，即是太冲穴。

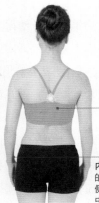

肝俞穴 背部两肩胛骨连线的中点是第七胸椎棘突下的至阳穴，往下数两个突起下旁开两横指处即是肝俞穴。

内关穴 属手心包经经脉的穴道，在人体的前臂掌侧，从近手腕的横皱纹的中央，往上大约三横指宽的中央部位。

灸法

✳ 有烟艾条灸

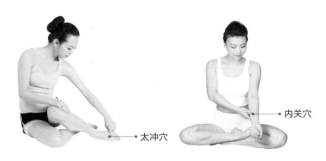

太冲穴

内关穴

步骤①：拇指按摩太冲穴、内关穴，每穴按摩5分钟左右。

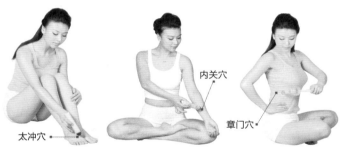

太冲穴

内关穴

章门穴

步骤②：之后依次用艾条灸太冲穴、内关穴、章门穴，每穴灸5~10分钟。

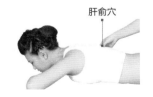

肝俞穴

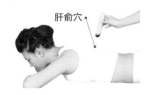

肝俞穴

步骤③：俯卧位，拇指按摩肝俞穴5分钟左右。之后用艾条灸此穴5~10分钟。

操作要领

1. 按摩穴位的同时用酒精灯点燃艾条。
2. 注意观察受灸者对温度的反应，适时调整。
3. 注意随时清理艾条上的艾灰，避免掉落烫伤受灸者。
4. 手法上采用定点温灸、回旋灸、雀啄灸配合运用。
5. 每穴以灸至皮肤红润为度。
6. 亦可采用灸座灸。

艾灸小贴士

◇平时少熬夜，施灸期间注意休息。

◇适当通过食疗或膏方来配合治疗。

◇每天1次，12次为1个疗程，2~3个疗程即可。

3. 改善睡眠质量

张女士是某县级机关单位的干部，在平时的工作中雷厉风行、精明干练。可最近一年，步入更年期的张女士发现自己经常失眠，每天晚上在床上翻来覆去"数绵羊"仍然睡不着，即使睡着了也睡得不踏实，总是做梦，很早就醒了。等到上班的时候又觉得自己很疲劳，头昏眼花，精神萎靡不振。

最让张女士担心的是她的记忆力变得特别差，领导刚刚交代的事情，一转身她就忘记了，有时候自己交代给下属的事情也不记得。下属虽然表面上很尊敬她，但是细心的张女士发现他们经常背着自己说些什么。这让张女士很苦恼，为了睡得好些，她去药店买了安眠药，可这种药治标不治本，一不吃又会睡不着，吃多了又不好，这样恶性循环给工作带来很大影响，还挨过领导批评。领导都劝她去看看病，她想想也对，于是专门从外地坐了一夜的火车来找我问诊。

见到张女士时，她脸色蜡黄，毫无神采，一副疲惫不堪的样子，根本不像是平时作风干练的女领导。我问她："你平时的作息是怎么样的？"张女士说："平时工作特别忙，有时候坐着批文件一批就是一上午，还经常要接待上级领导，去基层检查。每天都觉得很累，但是无法休息，闭上眼睛脑子里都是工作上的事情。"

听到这里，我对她说："你这一累不要紧，但你的肝和脾就倒霉了。你每天都为工作的事情操心，心情总是紧张，导致肝气郁结，肝郁就使精神焦虑。你现在又正处在更年期，脾虚气弱，脾主运化、生血、统血，脾气虚弱就会导致血液生化不足。这二者结合起来，你不失眠才怪。"

我对张女士的建议是将工作的事情适当放手，让更多有精力的年轻人去帮她分担，同时每天加强锻炼，多听些舒缓、能放松心情的音乐，配以艾灸神门、内关、心俞、涌泉、百会等穴，坚持做治疗，失眠的毛病就能逐渐得到改善。

张女士按照我的建议，在我这里治疗了两次，回家也坚持自我艾灸。一段时间之后她的睡眠就逐渐恢复了正常。她怕复发，继续坚持用这个方法，现在基本上没有再出现过这种症状，工作效率也提高很多，又成了同事们眼中的女强人。

选穴汇总

✿ 神门穴、内关穴、心俞穴、涌泉穴、百会穴

取穴精要：

神门穴： 仰掌，在腕部腕掌侧横纹尺侧（内侧）端，尺侧腕屈肌肌腱的桡侧凹陷处。艾灸此穴能益心安神，增强睡眠质量。

内关穴： 小臂内侧中线（两条筋之间），腕横纹上2寸处（中指、无名指、小指三指）。艾灸此穴能和胃理气，舒缓情绪。

心俞穴： 背部，位于第五胸椎棘突旁开1.5寸处。艾灸此穴能清热去火，养心安神，活血通络。

涌泉穴： 位于足底前1/3的凹陷中，第二、三趾趾缝纹头端与足跟连线的前1/3处。艾灸此穴能滋阴益肾，平肝息风。

百会穴： 在头顶部，正中线上，两耳尖连线中点，或前发际中直上5寸处。艾灸此穴有醒脑开窍、安神定志的功效。

取穴技巧：

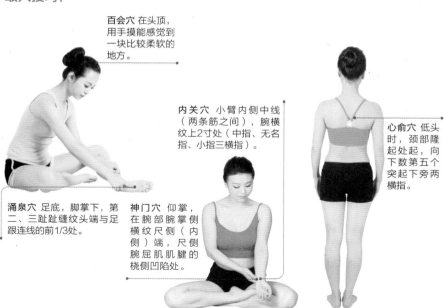

百会穴 在头顶，用手摸能感觉到一块比较柔软的地方。

内关穴 小臂内侧中线（两条筋之间），腕横纹上2寸处（中指、无名指、小指三横指）。

心俞穴 低头时，颈部隆起处起，向下数第五个突起下旁两横指。

涌泉穴 足底，脚掌下，第二、三趾趾缝纹头端与足跟连线的前1/3处。

神门穴 仰掌，在腕部腕掌侧横纹尺侧（内侧）端，尺侧腕屈肌肌腱的桡侧凹陷处。

女人,
你艾了吗

灸 法

❋ 有烟艾条灸

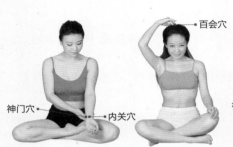

步骤①:拇指按摩神门穴、内关穴、百会穴,每穴按摩5分钟左右。

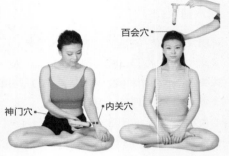

步骤②:依次用艾条灸神门穴、内关穴、百会穴,每穴灸5~10分钟。

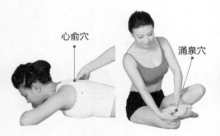

步骤③:拇指按摩心俞穴、涌泉穴,每穴按摩5分钟左右。

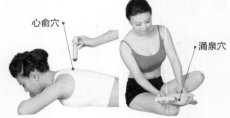

步骤④:依次用艾条灸心俞穴、涌泉穴,每穴灸5~10分钟。

操作要领

1. 按摩穴位的同时用酒精灯点燃艾条。
2. 注意观察受灸者对温度的反应,适时调整。
3. 注意随时清理艾条上的艾灰,避免掉落烫伤受灸者。
4. 手法上采用定点温灸、回旋灸、雀啄灸配合运用。
5. 每穴以灸至皮肤红润为度。
6. 亦可采用灸座灸。

艾灸小贴士

◇平时少熬夜,施灸期间注意休息。

◇适当通过食疗或膏方来配合治疗。

◇每天1次,12次为1个疗程,2~3个疗程即可。

4. 时刻保持精力充沛

有一天我刚走进养生馆，就看到休息间坐着两个女人，年龄相差很大，表情有点怪异。年轻点的二十八九岁的样子，浑身透着青春的气息，可是脸色却很难看，一双大眼睛在焦急地四处张望。坐在她旁边的女人五十岁左右，精神状态很不好，头枕着放在诊疗桌上的手，微微闭着眼睛。

我走过去问她们需要什么帮助。

女孩很有礼貌地冲我笑笑说，在陪妈妈等着做灸疗。这时一旁坐着的妈妈开始冲着女儿发脾气了，拉起她的手非要往外走，说："我又没病，你非带我来花这个钱干什么？你这不是浪费钱吗？"

女孩无奈地苦笑着望着我，希望我能帮帮她。

天气并不热，可是女孩的脸上却渗出了细细的汗，我伸手示意她先坐下来平静心情，慢慢说。

女孩告诉我，最近半年左右，她发现妈妈的精神状态越来越不对劲了，每天无精打采的，脸色也不好，下班回来之后很少和家人说话。

半年前的妈妈可和现在不同。那时，妈妈每逢周末经常出去和牌友打上几局麻将，或参加一些集体活动。现在却整天待在家里，不愿意出门，家里人劝她出去活动活动，却被她烦躁地拒绝了。

她带着妈妈去医院检查，大大小小各项检查做了不少，却没有查出什么毛病，但是一旦回到家，妈妈又开始出现这种状况，而且变得爱发脾气、爱唠叨了。

女孩想来想去，觉得既然身体没什么毛病，倒不如带她来灸疗馆做做保健，可是妈妈却不乐意了，觉得身体没病，做保健是烧钱的行为。

我对这位充满疑虑的妈妈笑着说："您女儿这是在孝顺您呢，再说了，做一做艾灸并不费很多钱的。您要是心疼钱，可以买上几盒艾条回去让您女儿给您做灸疗。平时的保健工作做好可以为将来省去很多吃药的钱呢。"

她听完我的解释半信半疑地说："那我先试试看，效果不好我再也不来了。"

女孩冲我挤挤眼，陪着妈妈进去先做了一次艾灸。出来之后，妈妈高兴地

女人，
你艾了吗

选穴汇总

说："下次我还来，做完之后身体真的觉得轻松不少，花费也不贵。"

我告诉她，以前总觉得疲劳、想睡觉，是因为更年期到来了。女人到了45岁左右天葵逐渐衰竭，生殖功能渐渐退化，脾肾相应衰退，出现一系列生理和心理上的反应很正常。有些女性会变得易怒、疲乏、精神不振、月经量逐渐减少，甚至有一些人还会出现失眠等症状。这个时候注意调理，做做艾灸，能够改善脾肾功能，减轻更年期出现的各种症状。

女孩陪着妈妈高兴地走出了灸疗馆，还说以后会常来体验。

❀ 太溪穴、肾俞穴、三阴交穴、关元穴

取穴精要：

太溪穴：足内侧，内踝后方，在内踝尖与跟腱的凹陷处。艾灸此穴能补元气，元气充足自然百害不侵。

肾俞穴：在腰部，第二腰椎棘突下，两侧旁开1.5寸处。艾灸此穴能补肾益阳，让我们精力充沛。

三阴交穴：在小腿内侧，在足内踝尖上3寸，胫骨内侧缘后方；正坐屈膝呈直角取穴。艾灸此穴能健脾和胃，疏肝益肾，祛除体湿。

关元穴：在下腹部，前正中线上，脐下3寸处。关元穴为强身大穴，艾灸此穴能补益一身气血。

取穴技巧：

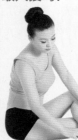

三阴交穴 在小腿内侧，脚踝骨的最高点往上3寸处（自己的手横着放，约四根横指的宽度）。

太溪穴 足内侧，内踝后方，在内踝尖与跟腱的凹陷处。

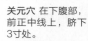

关元穴 在下腹部，前正中线上，脐下3寸处。

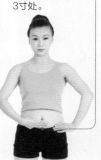

肾俞穴 双手放在腰侧髂骨上，四指朝前，拇指朝后，两拇指触碰到的位置即第四腰椎骨，往上三横指处是第二腰椎骨，在第二腰椎棘突下再旁开两个横指的位置即是肾俞穴。

灸法

✳ 有烟艾条灸

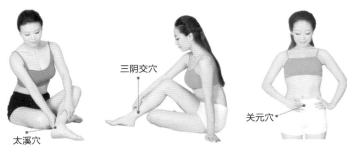

三阴交穴

关元穴

太溪穴

步骤①：拇指按摩太溪穴、三阴交穴、关元穴，每穴按摩5分钟左右。

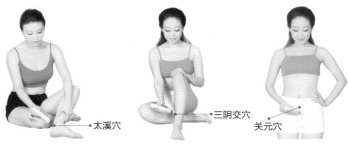

太溪穴

三阴交穴

关元穴

步骤②：之后依次用艾条灸太溪穴、三阴交穴、关元穴，每穴灸5~10分钟。

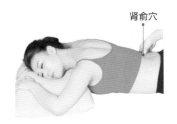

肾俞穴

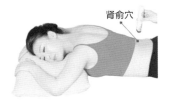

肾俞穴

步骤③：拇指按摩肾俞穴，每穴按摩5分钟左右。之后用艾条灸以上诸穴，每穴灸5~10分钟。

操作要领

1. 按摩穴位的同时用酒精灯点燃艾条。
2. 注意观察受灸者对温度的反应，适时调整。
3. 注意随时清理艾条上的艾灰，避免掉落烫伤受灸者。
4. 手法上采用定点温灸、回旋灸、雀啄灸配合运用。
5. 每穴以灸至皮肤红润为度。
6. 亦可采用灸座灸。

艾灸小贴士

◇平时少熬夜，施灸期间注意休息。

◇适当通过食疗或膏方来配合治疗。

◇每天1次，12次为1个疗程，2~3个疗程即可。

5. 神经衰弱问题

因为做中医养生这一块，许多日常的小病痛都能自己解决，平时家人有个什么小病小痛的，基本上不用去医院。我表妹熙熙的身体调养方面一直都是我照顾的。

有一次我们俩出去吃饭，熙熙问我："哥，你知道神经衰弱怎么治疗吗？"我奇怪地反问她："你没有这方面的毛病呀，怎会这么问？"熙熙说："不是我，是我朋友婷婷的准婆婆。"

婷婷的准婆婆？我脑子里快速地搜索，却不知道婷婷的准婆婆是谁。

熙熙说，婷婷谈了个男朋友，最近婷婷男朋友带她去见家人，回来之后两人却闹得很不愉快。我问为什么。

熙熙说，婷婷男朋友家里是单亲家庭，男朋友妈妈很能干，一个人含辛茹苦地将他抚养长大，男朋友对妈妈的感情也很深厚。婷婷和男朋友到家之后，男朋友的妈妈很喜欢这个准儿媳。吃完午饭婷婷和男朋友出门，男朋友的妈妈在家里睡午觉。出门时，婷婷觉得男朋友家的门不好关，于是关门的时候用力大了点，却被男朋友凶了几句。男朋友怪她关门太大声，吵着自己妈妈睡觉了。

熙熙还告诉我，婷婷男朋友的妈妈除了容易失眠之外，她有时候还莫名其妙地发脾气，精神状态越来越糟糕，最近睡眠非常不好，还加大了安眠药的剂量。

熙熙问我："哥，你有没有什么好的办法？"我说："第一步，她需要减少对安眠药的依赖。对于神经衰弱，许多人都选择吃安眠药之类的镇定药物来解决，却忘记了对自己的精神状态进行调整。而中医学里，精神因素是形成神经衰弱的主因。长期精神高度紧张、压力大，而且得不到休息，使神经活动强烈而持久地处于紧张状态，超过神经系统张力的耐受限度就可引发神经衰弱。许多神经衰弱的病人选择吃安定等镇定药物来缓解症状，但人体对这些药物往往有很强的依赖性，长期服用对人体有害。因此她需要减少服用这类药物的次数，并多进行适度的体育锻炼，多和人交流。婷婷和她男朋友也要经常回家陪陪妈妈，多陪她聊聊天，缓解她的紧张感和孤独感。此外，还可以帮她用艾灸治疗。"

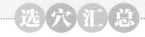

选穴汇总

✳ 百会穴、涌泉穴、四神聪穴、悬钟穴

取穴精要：

百会穴：在头顶部，正中线上，两耳尖连线中点，或前发际中直上5寸处。艾灸此穴有息风醒脑的功效。

涌泉穴：位于足底前1/3的凹陷中，第二、三趾趾缝纹头端与足跟连线的前1/3处。艾灸此穴能滋阴潜阳，宁心安神。

四神聪穴：位于头顶百会穴前后左右各1寸处，共由4穴组成。艾灸此穴能镇静安神，清头明目，醒脑开窍。

悬钟穴：在小腿外侧，当外踝尖上3寸处，腓骨前缘。艾灸此穴能清髓热，舒筋脉，平肝息风，舒肝益肾。

取穴技巧：

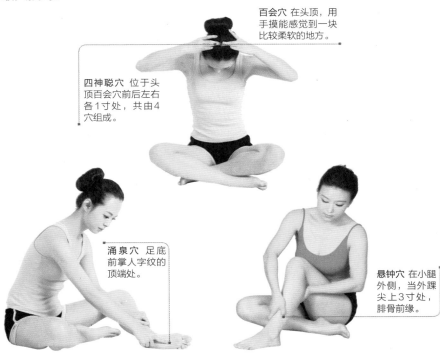

百会穴 在头顶，用手摸能感觉到一块比较柔软的地方。

四神聪穴 位于头顶百会穴前后左右各1寸处，共由4穴组成。

涌泉穴 足底前掌人字纹的顶端处。

悬钟穴 在小腿外侧，当外踝尖上3寸处，腓骨前缘。

女人，
你艾了吗

灸 法

✳ 有烟艾条灸

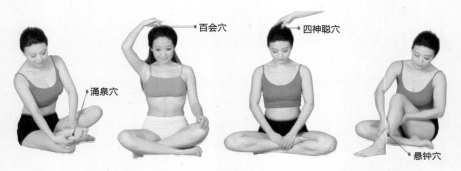

步骤①：拇指按摩百会穴、涌泉穴、四神聪穴、悬钟穴，每穴按摩5分钟左右。

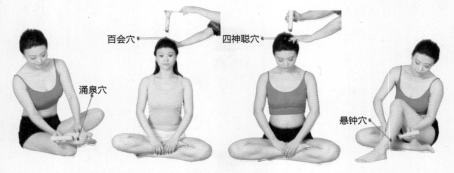

步骤②：之后依次用艾条灸百会穴、涌泉穴、四神聪穴、悬钟穴，每穴灸
5~10分钟。

操作要领

1. 按摩穴位的同时用酒精灯点燃艾条。
2. 注意观察受灸者对温度的反应，适时调整。
3. 注意随时清理艾条上的艾灰，避免掉落烫伤受灸者。
4. 手法上采用定点温灸、回旋灸、雀啄灸配合运用。
5. 每穴以灸至皮肤红润为度。
6. 亦可采用灸座灸。

艾灸小贴士

◇平时少熬夜，施灸期间注意休息。
◇适当通过食疗或膏方来配合治疗。
◇每天1次，12次为1个疗程，2~3个疗程即可。

6. 改善潮热出汗问题

许多女人一过了40岁就很害怕更年期的到来，总觉得更年期一到就进入老年了。因为工作的关系，我也结识了一帮进入更年期的女性朋友。

有一次和她们在茶楼打麻将，还没打上几圈，朋友陆霞就输了不少。她越打越急躁。

我打趣地说："老陆，你更年期症状这么明显呀，才输了几把就沉不住气了？"

老陆素性把手中的牌一扔，说："你还别说，你看才打了几圈，我身上就出了这么多汗。"我一看，还真是，她额头上渗出细密的汗珠，背上居然被汗水渗透了，皮肤红红的。

旁边的陈医生笑着说："老陆这是输钱输急眼了，不服气。"

老陆着急地辩解说："不开玩笑，我最近一直都出虚汗，有时候还会感到胸部、颈部发热，你看我现在出了多少汗？你再看看我的脸，是不是很红？"

陈医生问她："你还经常失眠吧，有时候打牌都看不清字。"

老陆连连点头，陈医生笑着说："老陆呀，你这是更年期症状逐渐显现出来了，身上爱出汗也是更年期症状表现的一种。你平时可要多加注意了。"

老陆听陈医生这么一说，打牌的心情也没有了，专心问她，那可怎么办呢？

陈医生说："潮热出汗是女性进入更年期后最早出现的症状，也是表现最明显的症状。它主要是由雌激素分泌紊乱，其含量骤然升高或降低引起的。女性进入更年期后，卵巢的功能衰退，分泌的激素减少。当体内雌激素含量下降时，会反馈性地促使下丘脑和垂体的活动增加，加快性腺激素的分泌。体内肾上腺素、多巴胺、组胺、缓激肽和前列腺素分泌不稳定，影响到自主神经系统的活动，致使血管舒张功能失调，血管突然扩张，皮肤血流加速。患者就会不自觉地突然感到发热，由胸部、颈部一直扩展到面部、头部，随后就会出汗，并可能会感到手脚发凉。有的女性一天出汗1～2次，有的则一天数十次，甚至会全身出汗，并伴有心悸、头晕、乏力等症状。"

老陆听完她的解释，转过来对我说："现在该你给我解决的办法了。"

女人,
你艾了吗

选穴汇总

　　陈医生笑着说: "这个解决办法就是做艾灸,你多输点钱给他,让他帮你好好做一做。"

　　后来我让老陆经常到馆里来,我给她做艾灸,有时间还和其他朋友一起做营养套餐。老陆的心情慢慢变得开朗起来,也能坦然接受更年期的到来了。

✳ 阴郄穴、太溪穴、劳宫穴、涌泉穴

取穴精要:

阴郄穴: 在前臂掌侧,尺侧腕屈肌肌腱的桡侧缘,腕横纹上0.5寸处。阴郄穴为心经穴位,中医认为汗为心之液,艾灸此穴能起到益心敛汗的作用。

太溪穴: 足内侧,内踝后方,在内踝尖与跟腱的凹陷处。艾灸此穴能增补元气,元气充足自然百害不侵。

劳宫穴: 在人体的手掌心,即握拳屈指时,中指尖所在的部位。艾灸此穴能补益心血,滋养五脏。

涌泉穴: 位于足底前1/3的凹陷中,第二、三趾趾缝纹头端与足跟连线的前1/3处。艾灸此穴能滋阴潜阳、宁心安神,还能增精益髓。

取穴技巧:

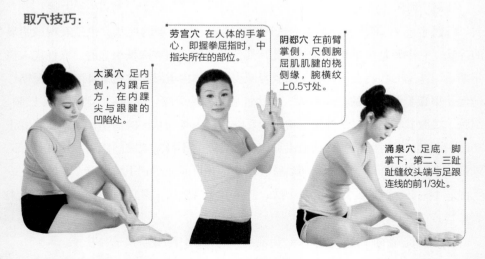

劳宫穴 在人体的手掌心,即握拳屈指时,中指尖所在的部位。

阴郄穴 在前臂掌侧,尺侧腕屈肌肌腱的桡侧缘,腕横纹上0.5寸处。

太溪穴 足内侧,内踝后方,在内踝尖与跟腱的凹陷处。

涌泉穴 足底,脚掌下,第二、三趾趾缝纹头端与足跟连线的前1/3处。

灸 法

✽ 有烟艾条灸

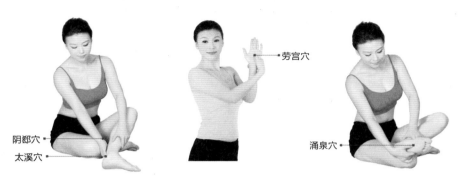

步骤①：拇指按摩阴郄穴、太溪穴、劳宫穴、涌泉穴，每穴按摩5分钟左右。

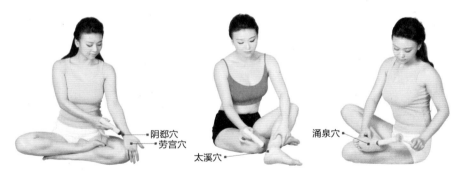

步骤②：之后依次用艾条灸阴郄穴、太溪穴、劳宫穴、涌泉穴，每穴灸5~10分钟。

操作要领

1. 按摩穴位的同时用酒精灯点燃艾条。
2. 注意观察受灸者对温度的反应，适时调整。
3. 注意随时清理艾条上的艾灰，避免掉落烫伤受灸者。
4. 手法上采用定点温灸、回旋灸、雀啄灸配合运用。
5. 每穴以灸至皮肤红润为度。
6. 亦可采用灸座灸。

艾灸小贴士

◇平时少熬夜，施灸期间注意休息。

◇适当通过食疗或膏方来配合治疗。

◇每天1次，12次为1个疗程，2~3个疗程即可。

女人，
你艾了吗

7. 放松身心改善生活

前些天接到一个电话，我还没来得及说话，电话那头的人就很激动地说："我是李锦梅呀，真的非常感谢你，上次我按照你说的艾灸方法回去治疗了一段时间，现在心悸的毛病好了很多。我还在坚持治疗呢，你一定要把这个方法好好宣传宣传，让更多像我这样的更年期女性得到帮助。"

由于每天接触的人和事情特别多，我一时没反应过来，只能在脑海中努力搜索。终于想起来她是谁，她是我在参加展会的时候认识的。那天参加展会的人特别多，她一个人在自己的展位面前忙碌，但是过一会儿就要坐在椅子上休息一下。见她奇怪的举止，我问她是怎么了。她告诉我说，是更年期的毛病——心悸。她说她平时总感觉心跳特别快，还觉得胸口疼，有时候严重点会感觉心脏像要从喉咙口跳出来一样。

我问她："你去医院检查过了？"

她点头说是，还做过心电图检查。但医生说没什么大毛病，也没有给她开药，要她平时不要太劳累，多注意休息就好了。

可是她工作很忙，根本没有足够的时间休息。现在感觉越来越严重了。

我问她："一点点小的声响也会把你吓着吧？你是不是还总感觉胸闷气短，疲倦无力，易失眠爱做梦？"她点头连连称是。

我让她伸出舌头来，发现她舌苔薄白，舌体偏淡。一摸脉，虚弱不已。

她自嘲地对我说："我只能这样由着它发展了，等我退休后可能就好了。"

我安慰她："你先别灰心，既然检查结果是没有什么大病，好好调理就好了。你呢，可能是觉得自己处在更年期，总觉得马上就要老了，心里很担心吧。加上你平时工作又很累，身体抵抗力下滑，导致气血阴阳虚亏，心失濡养，出现心悸、心慌也就不奇怪了。"

她问我有什么好办法，我告诉她，平时多注意饮食调养，放松心情，不要给自己太大压力。再建议她买上几盒好的艾条，回去做灸疗，主要灸心俞穴、神门穴、足三里穴、中脘穴和内关穴位，能起到很好的效果。

选穴汇总

　　她回去就买了几盒艾灸条，自己在家里做。没想到，效果比她预期的还好，因此她很高兴地给我打来电话道谢。

❋ 心俞穴、神门穴、中脘穴、足三里穴、内关穴

取穴精要：

心俞穴： 在背部，第五胸椎棘突下，两侧旁开1.5寸处。艾灸此穴能达到宁心静气、安神养心的功效。

神门穴： 在腕部，腕掌侧横纹尺侧端，尺侧腕屈肌肌腱的桡侧凹陷处。艾灸此穴能益心安神，濡养心肺。

中脘穴： 在腹部前正中线上，脐上4寸处。艾灸此穴能促进脾脏的运化功能。

足三里穴： 小腿前外侧，犊鼻下（膝盖骨下缘）3寸，距胫骨前缘约一横指处。足三里穴为保健大穴，艾灸此穴能促进气血运行，增强正气，强壮身心。

内关穴： 位于前臂正中，腕横纹上2寸，在桡侧屈腕肌肌腱和掌长肌肌腱之间。艾灸此穴能养心安神，和胃降逆，宽胸理气，镇定止痛。

取穴技巧：

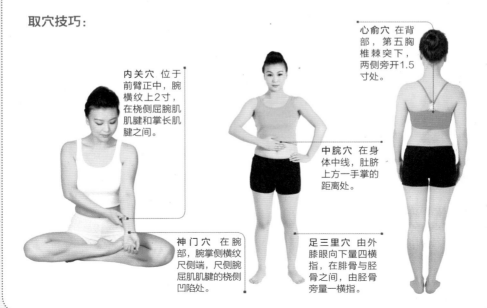

内关穴 位于前臂正中，腕横纹上2寸，在桡侧屈腕肌肌腱和掌长肌肌腱之间。

心俞穴 在背部，第五胸椎棘突下，两侧旁开1.5寸处。

中脘穴 在身体中线，肚脐上方一手掌的距离处。

神门穴 在腕部，腕掌侧横纹尺侧端，尺侧腕屈肌肌腱的桡侧凹陷处。

足三里穴 由外膝眼向下量四横指，在腓骨与胫骨之间，由胫骨旁量一横指。

女人，
你艾了吗

灸法

❋ 有烟艾条灸

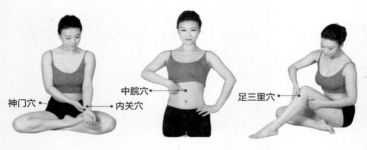

神门穴
中脘穴
内关穴
足三里穴

步骤①：拇指按摩神门穴、中脘穴、足三里穴、内关穴，每穴按摩5分钟左右。

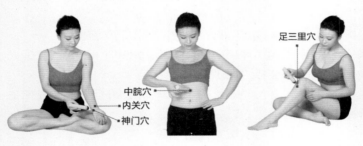

中脘穴
内关穴
神门穴
足三里穴

步骤②：之后依次用艾条灸神门穴、中脘穴、足三里穴、内关穴，每穴灸5~10分钟。

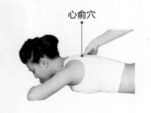

心俞穴

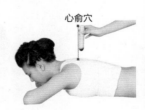

心俞穴

步骤③：俯卧位，拇指按摩心俞穴5分钟左右。之后用艾条灸此穴5~10分钟。

操作要领

1. 按摩穴位的同时用酒精灯点燃艾条。
2. 注意观察受灸者对温度的反应，适时调整。
3. 注意随时清理艾条上的艾灰，避免掉落烫伤受灸者。
4. 手法上采用定点温灸、回旋灸、雀啄灸配合运用。
5. 每穴以灸至皮肤红润为度。
6. 亦可采用灸座灸。

艾灸小贴士

◇平时少熬夜，施灸期间注意休息。
◇适当通过食疗或膏方来配合治疗。
◇每天1次，12次为1个疗程，2~3个疗程即可。

8. 从此不再腰酸背痛

有一年我去外地学习，结识了一位来自农村的实习生王媛，这个小姑娘做事踏实，也很勤快，同事都很喜欢她。她们家在城郊，妈妈是一位勤劳的农妇，凭借自己的双手劳动，将她和两个哥哥都送进了大学。

媛媛很心疼妈妈，每个周末她都会回家看妈妈，帮她做一些力所能及的事情。有一次周末，媛媛带来许多花生，让大家分着吃。大家都围过来抢着吃，媛媛笑意盈盈地看着我们，却没说话。

我吃了几颗花生，问她是不是有什么心事。媛媛眼神有点黯淡，说她这次回家看见妈妈时不时地捶背捶腰，身上疼，心里很难受。问妈妈，妈妈说最近老觉得腰酸背痛，可能是因为年纪大了还要下地劳动的缘故，再加上现在进入更年期，身体渐渐出现了一些小毛病。

我劝她说："那你就让妈妈少做点事情，现在你们几个都能挣钱了，她也不用那么辛苦。"媛媛苦笑着说："妈妈操劳了一辈子，习惯在地里捣鼓，不让她做她反而不习惯。"

她担心这样长期下去，妈妈的身体会吃不消。我笑着说："媛媛，你妈妈总是给我们带好吃的，为了感谢她，我决定帮你解决这个小麻烦。"

媛媛惊喜地问我有什么办法，我反问她："你现在不是自己在学习艾灸吗？"媛媛很聪明，很快明白我说的是什么。她一拍脑袋，说："对呀，我可以给妈妈做做艾灸，刚好最近也在学习这个治疗方法，我回家试试。"

一到周末媛媛就拿着艾灸盒回家了，一连好几个月媛媛都亲自给妈妈做艾灸。有一天早上上班的时候，媛媛面带笑容地跑过来说，她用我教的方法给妈妈灸了好几次，很快有了效果，妈妈现在腰没有以前那么疼了，精神好了许多，这不，为了感谢我的帮助，媛媛还特意带来许多美食给大家分享。

女人，
你艾了吗

选穴汇总

✿ 肾俞穴、大肠俞穴、阿是穴

取穴精要：

肾俞穴：在背部，第二腰椎棘突下，两侧旁开1.5寸处。艾灸此穴能调节肾脏功能，益肾助阳。

大肠俞穴：在腰部，当第四腰椎棘突下，旁开1.5寸处。艾灸此穴能理气降逆，调和肠胃，增强大肠的传导和排泄功能，还可以预防和治疗各种肠道疾病。

阿是穴：按压痛点取穴。中医中有"以痛为输"的说法，艾灸此穴有很好的止痛效果和疏通经络的作用。

取穴技巧：

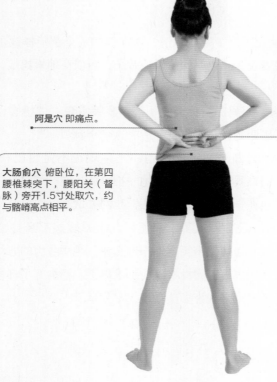

肾俞穴 双手放在腰侧髂骨上，四指朝前，拇指朝后，两拇指触碰到的位置即第四腰椎骨，往上三横指处是第二腰椎骨，在第二腰椎棘突下再旁开两个横指的位置即是肾俞穴。

阿是穴 即痛点。

大肠俞穴 俯卧位，在第四腰椎棘突下，腰阳关（督脉）旁开1.5寸处取穴，约与髂嵴高点相平。

✽ 有烟艾条灸

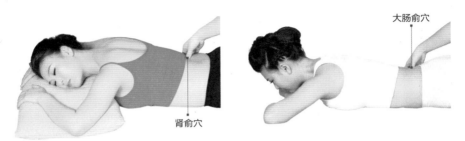

步骤①：俯卧位，拇指按压肾俞穴、大肠俞穴，每穴按5分钟。阿是穴痛点重点按摩10分钟。

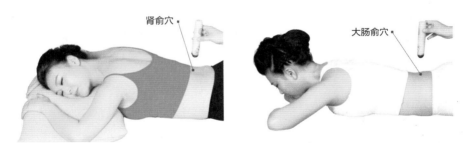

步骤②：以艾条温灸肾俞穴、大肠俞穴、阿是穴各灸10分钟。

操作要领

1. 按摩穴位的同时用酒精灯点燃艾条。
2. 注意观察受灸者对温度的反应，适时调整。
3. 注意随时清理艾条上的艾灰，避免掉落烫伤受灸者。
4. 手法上采用定点温灸、回旋灸、雀啄灸配合运用。
5. 每穴以灸至皮肤红润为度。

艾灸小贴士

◇平时少熬夜，施灸期间注意休息。
◇在艾灸之前先用中药泡泡脚，泡到膝下身体微汗，效果最佳。
◇适当通过食疗或膏方来配合治疗。
◇每天1次，12次为1个疗程，2～3个疗程即可。

9. 解决外阴干燥问题

　　女人一生要跟无数种病痛打交道，最让她们烦恼也最难以启齿的病痛，还是来自于私处。许多女性得了这方面的病觉得十分丢人，去医院看病，去药店买药都偷偷摸摸的，害怕被熟人撞见，怕遭到别人异样的眼光。尤其是步入更年期的女性，经常会发现这样那样的病痛不请自来。

　　林女士到我这里做艾灸时就跟我讲过她遇到的事情。她处在更年期的时候，总觉得身体不舒服，整天不是这里疼就是那里疼。有一段时间她发现自己小便时总是很疼痛，还尿不干净，就去医院看医生。

　　她说她当时问医生的第一句话就是："医生，我是不是得癌症了？"

　　医生很奇怪地看看她，说："看你面色红润，走路也轻快，哪那么容易就得癌症呢？"

　　"我现在老感觉小便时很疼痛是怎么回事呢？而且尿不干净。"她说。

　　"还有其他的症状吗？"医生问。

　　"还有就是……医生，我有些不好意思说。"她吞吞吐吐。

　　"你是来看病的，不告诉我病情我怎么帮你治疗呢？我经常碰到这样的患者，涉及一些隐私部位，就觉得丢人，不敢告诉医生。其实他们不知道，在医生眼中，只想着怎么把病因找到并治好。"医生耐心地对她说。

　　她看看周围，红着脸说："医生，我现在夫妻生活总觉得不舒服，外阴很干燥，而且很疼。"

　　医生又问她是否绝经了，她点点头说是。

　　这下医生明白了，她难以说出来的，其实是外阴干燥。女性进入更年期后，由于卵巢功能的衰退，其分泌的雌激素会逐渐减少。由于卵巢分泌的性激素减少，阴道开始萎缩，阴道壁变薄，褶皱减少，弹性降低，阴道黏膜萎缩、脆薄，早期阴道黏膜呈充血性改变，晚期由于血管和脂肪组织变少，阴道呈苍白色。但此时，由于受肾上腺皮质分泌的少量雌激素的影响，绝经后两年内，女性的阴道仍对雌激素的刺激有反应。在这之后，阴道对雌激素刺激作用的反应逐渐消失，阴道进一步萎

选穴汇总

缩，继续变短变窄，阴道黏膜变薄，褶皱逐渐减少以至变为平滑，组织的弹性逐渐消退。

这就像一棵缺水的树，没有水分来源，树叶就慢慢枯黄。林女士出现这些症状也就不奇怪了。但这个过程是女性更年期的常见状况，所以不必过分担心，做好日常护理，平时多注意身体并适当保养即可。

后来林女士听人说艾灸治疗更年期症状效果比较好，就经常到我这里来灸一灸，现在身体也比以前更好了。

✽ 关元穴、中极穴、水道穴、归来穴

取穴精要：

关元穴： 在下腹部，前正中线上，脐下3寸处。艾灸此穴能补益一身气血。

中极穴： 在腹部，前正中线上，脐下4寸处。艾灸此穴能益肾兴阳，阳气充足则能化湿驱邪。

水道穴： 在下腹部，当脐中下3寸，距前正中线2寸处。艾灸此穴能利水、通淋、消肿，调经止痛。

归来穴： 位于下腹部，当脐中下4寸，距前正中线2寸处。艾灸此穴对治疗男女生殖器相关病症有非常好的效果。

取穴技巧：

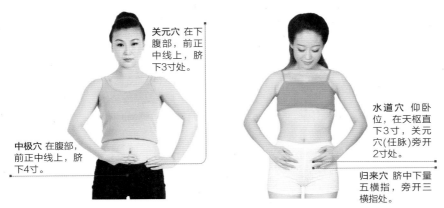

关元穴 在下腹部，前正中线上，脐下3寸处。

中极穴 在腹部，前正中线上，脐下4寸。

水道穴 仰卧位，在天枢直下3寸，关元穴(任脉)旁开2寸处。

归来穴 脐中下量五横指，旁开三横指处。

女人，
你艾了吗

灸 法

✿ 有烟艾条灸

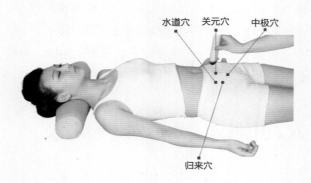

水道穴　关元穴　中极穴

归来穴

步骤：仰卧位，拇指按摩关元穴、中极穴、水道穴、归来穴，每穴按摩5分钟。之后以艾条依次温灸关元穴、中极穴、水道穴、归来穴，每穴各灸10分钟。

操作要领

1. 按摩穴位的同时用酒精灯点燃艾条。
2. 注意观察受灸者对温度的反应，适时调整。
3. 注意随时清理艾条上的艾灰，避免掉落烫伤受灸者。
4. 手法上采用定点温灸、回旋灸、雀啄灸配合运用。
5. 每穴以灸至皮肤红润为度。
6. 亦可采用灸座灸。

艾灸小贴士

◇平时少熬夜，施灸期间注意休息。
◇在艾灸之前先用中药泡泡脚，泡到膝下身体微汗，效果最佳。
◇适当通过食疗或膏方来配合治疗。
◇每天1次，12次为1个疗程，2~3个疗程即可。

10. 艾灸助你增强性欲

到我这里来做艾灸的女性，很多是上班族。周末闲下来，一个人待在家里也无聊，她们就经常和朋友出去聊聊天。

去茶楼要上一壶菊花茶，几碟干果，听着音乐，一聊就是一个下午。聊的话题也很广泛，孩子、老公，身边的各种八卦事儿。

何叶是这群人中最时尚的一个，她不定期到美容院做保养，还常向我请教一些中医美容的方法。虽然已年过四十，但看起来只有三十多岁，身材也保持得很好。有一次她过来做艾灸时，跟我聊天说她有个朋友最近有些心事不知道我能不能帮忙解决。

我一听就笑了，说："我可不能保证一定能治疗'心病'哦。"

她说："那我先给你说说情况，看你能否帮上忙。"

原来，最近半年，何叶的那位朋友觉得自己对夫妻生活不怎么感兴趣了，而且一想到这个事情就会莫名其妙地觉得有压力，而且有些抗拒。刚开始老公以为她是不舒服，时间一长，老公觉得很扫兴，渐渐也有了怨言。两人的感情也慢慢出现问题了。

何叶说，朋友很怕因此事影响到老公对自己的感情，却又想不出什么好办法。

我说："你现在做的艾灸就可以帮到她。"

何叶有些不解，不相信艾灸还有这个功效。我告诉她："更年期的女性往往由于卵巢衰弱、排卵功能下降、孕激素水平降低、血液循环中的雌激素突然下降等一系列原因，对性生活渐渐失去了兴趣。而艾灸能温补肾阳，帮助减缓雌激素衰退。肾好了，自然对性生活就不那么排斥了。"

听完我的解释，何叶的脸色由阴转晴，说："那就好，过段时间我让她过来，请你帮她做做艾灸吧。不过约法三章，这是我们之间的秘密，你可不能告诉其他人。"

一个周末，何叶真把她的朋友带来了。我给她做了几个疗程的艾灸之后，何叶悄悄跟我讲，她朋友现在已经没有那方面的烦恼。

选穴汇总

✿ 关元穴、命门穴、肾俞穴

取穴精要：

关元穴：在下腹部，前正中线上，脐下3寸处。艾灸此穴能补肾补气，元气充足则脾胃运化能量充足。

命门穴：在腰部，后正中线上第二腰椎棘突（隆起的骨）下凹陷处。艾灸此穴能调理脾胃运化能力，提升体内阳气。

肾俞穴：在背部，第二腰椎棘突下，两侧旁开1.5寸处。艾灸此穴能补益元气，益肾强精，肾气充足则能增强性功能。

取穴技巧：

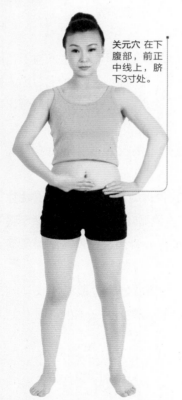

关元穴 在下腹部，前正中线上，脐下3寸处。

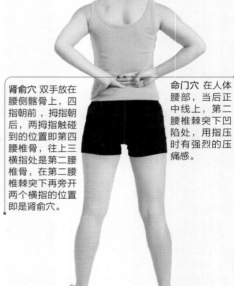

肾俞穴 双手放在腰侧髂骨上，四指朝前，拇指朝后，两拇指触碰到的位置即第四腰椎骨，往上三横指处是第二腰椎骨，在第二腰椎棘突下再旁开两个横指的位置即是肾俞穴。

命门穴 在人体腰部，当后正中线上，第二腰椎棘突下凹陷处，用指压时有强烈的压痛感。

✳ 有烟艾条灸

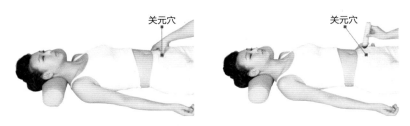

关元穴　　　　　　　　　关元穴

步骤①：仰卧位，拇指按摩关元穴3分钟。之后以艾条灸关元穴10分钟。

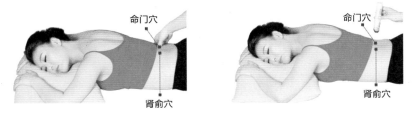

命门穴　　　　　　　　　命门穴

肾俞穴　　　　　　　　　肾俞穴

步骤②：俯卧位，拇指按摩命门穴、肾俞穴各5分钟，之后以艾条灸此二穴各10分钟。

操作要领

1. 按摩穴位的同时用酒精灯点燃艾条。
2. 注意观察受灸者对温度的反应，适时调整。
3. 注意随时清理艾条上的艾灰，避免掉落烫伤受灸者。
4. 手法上采用定点温灸、回旋灸、雀啄灸配合运用。
5. 每穴以灸至皮肤红润为度。
6. 亦可采用灸座灸。

艾灸小贴士

◇平时少熬夜，施灸期间注意休息。
◇适当通过食疗或膏方来配合治疗。
◇每天1次，12次为1个疗程，2~3个疗程即可。

PART 06
美颜问题

女人的肌肤、健康问题
似乎总是层出不穷，
任由你怎么抵御，
似乎始终是手下败将。
你一定试过昂贵的化妆品，
也一定上网搜索过各种策略，却无济于事。
不如静下心来，听听自己身体的想法，
试着用艾灸慢慢调理，
让艾灸用它天然温和、标本兼顾的独特性质，
帮你解决这一系列问题。
娇嫩的肌肤，光洁的容颜，
不久又会成为你自信的源头。

1. 调肝养心美颜

有次坐公交车，在我前面坐了一个大概30岁的女人。看背影，我猜想她是个漂亮女子，好奇心使我忍不住想看看她的正面。可我们同时下车的一瞬间，我看见一张布满色斑的脸。当时真想拉着她仔细检查一番，但又怕引起误会，于是我只好匆匆赶去上班了。

没想到更巧的是，这位偶遇的美女下午居然到我的艾灸馆来了。她说话声音很小，也很温柔。我问她要看哪方面的问题。她指了指自己的面部，说："你看我脸上怎么长了这么多斑？"

真是太巧了，我早上想拉着她说这个，现在她居然自己来了。

我问她最近是不是有什么烦心事，她很惊讶地说："你怎么知道？"我指指她紧锁的眉头说："你的眉毛告诉我的。"我又问她："你最近是不是老对着电脑？"她说是。我再问她，你是不是经常节食？她更惊讶了，说："你怎么全都知道？"

我说："那就不奇怪了，这还得从你的心情说起。你总是心情不好，要知道，长期心情郁闷会导致肝气郁结。肝主情志，肝气郁结就会使全身气机失调，上下内外运行不畅，体内的垃圾也就无法被及时清除出去，长期积留在体内当然只能形成斑点长在脸上了。"

她说："我就是整天担心这个担心那个的，也不知道为什么。"我说："这个简单，平时心态放平和，保持心情舒畅，脸上自然也不会再有这些斑斑点点了。"

她又问我有没有什么好的食疗方法。我告诉她，中医祛斑的方法很多，但食疗效果并不是特别明显，采用艾灸的效果还不错，而且要保持心情舒畅。情绪如果不好，肝脏一直被克制，血液的排毒工作做得不彻底，脸庞又怎么能跟桃花一样粉嫩呢？所以最好的办法是自己要平心静气，多锻炼身体，加以艾灸配合治疗，才能达到彻底祛斑的效果。

听完我的建议，她的眉头终于舒展了，在我的灸疗师陪同下进了灸疗房。经过几次灸疗后，她脸上的斑点消除了不少。她还高兴地告诉我，自从按照我说的方法去做之后，她就慢慢发现自己的心情好了很多，也不再整天愁眉不展了。

选穴汇总

肝俞穴、行间穴、心俞穴、神门穴

取穴精要：

肝俞穴：在背部，当第九胸椎棘突下，旁开1.5寸处。肝主疏泄，艾灸此穴能促进脾胃消化吸收和体内营养输送。

行间穴：足背侧，当第一、二趾间，趾蹼缘的后方赤白肉际处。艾灸此穴有泄肝火、疏气滞的作用，能调节心情，保持愉快的情绪。

心俞穴：在背部，第五胸椎棘突下，两侧旁开1.5寸处。艾灸此穴能补益心经的气血，达到宁心静气之功效。

神门穴：仰掌，在腕部腕掌侧横纹尺侧（内侧）端，尺侧腕屈肌肌腱的桡侧凹陷处。艾灸此穴能补益心经气血，让心充满活力，并为心脏搏动提供能量来源。

取穴技巧：

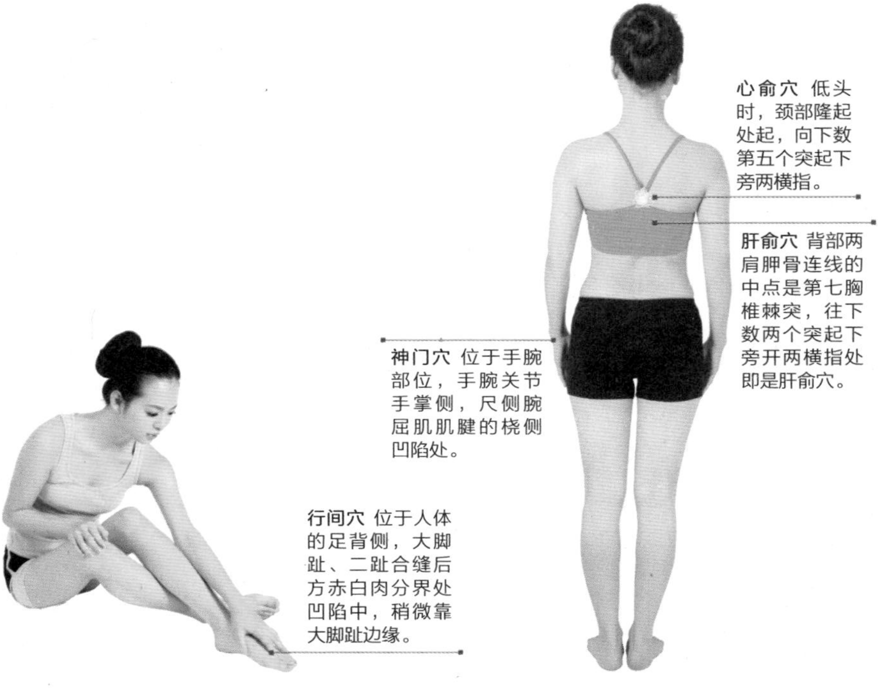
心俞穴 低头时，颈部隆起处起，向下数第五个突起下旁两横指。
肝俞穴 背部两肩胛骨连线的中点是第七胸椎棘突，往下数两个突起下旁开两横指处即是肝俞穴。
神门穴 位于手腕部位，手腕关节手掌侧，尺侧腕屈肌肌腱的桡侧凹陷处。
行间穴 位于人体的足背侧，大脚趾、二趾合缝后方赤白肉分界处凹陷中，稍微靠大脚趾边缘。

灸法

✿ 有烟艾条灸

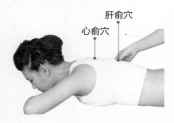
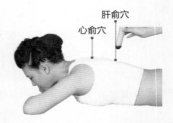

步骤①：俯卧位，拇指按摩肝俞穴、心俞穴，每穴5分钟左右。之后依次用艾条灸肝俞穴、心俞穴、每穴灸5～10分钟。

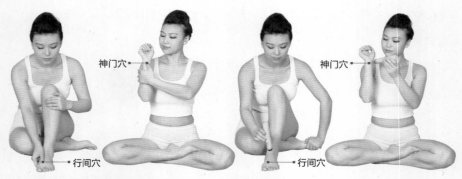

步骤②：拇指按摩行间穴、神门穴，每穴5分钟左右。依次用艾条灸行间穴、神门穴，每穴灸5～10分钟。

操作要领

1. 按摩穴位的同时用酒精灯点燃艾条。
2. 注意观察受灸者对温度的反应，适时调整。
3. 注意随时清理艾条上的艾灰，避免掉落烫伤受灸者。
4. 手法上采用定点温灸、回旋灸、雀啄灸配合运用。
5. 每穴以灸至皮肤红润为度。

艾灸小贴士

◇施灸期间注意休息。
◇在做艾灸前可以适当用薏米、砂仁煮水泡脚，益气补血。
◇适当口服香砂六君子丸。
◇每天1次，10次为1个疗程，2～3个疗程即可。

2. 调理脾胃焕发新颜

有一次参加饭局，我认识了一个电视台的主持人丹丹。都说电视台主持人长得很漂亮，皮肤好身材好，第一次见到丹丹的时候，我也被她的美丽惊呆了，真有些感叹上天造人时有些偏心。

那次饭局我们俩坐得很近。丹丹听说我是专门做中医养生这一块的，对艾灸很有研究，她一下来了兴趣，问我知不知道有什么办法可以去眼袋。

我仔细看看她的脸，没有发现什么异常呀，脸上的皮肤紧致白皙，而且一双大眼睛顾盼生辉。

她笑笑说，是为自己问，也是为朋友问的。

在电视台工作，需要经常上晚班，作息时间不规律，加上应酬多，胃经常不舒服。她的一个导师才三十多岁，可是长期处于这样的生活，早早地出现了眼袋，一双眼睛下面各自鼓起来一个小包块，看着就像两个小袋子。

丹丹很担心自己到了她那个年纪也出现这样的状况。

我告诉她，眼袋的产生与脾胃虚弱有一定的关系，预防黑眼圈和眼袋，要注重健脾化湿。过寒过热的食物都容易伤脾胃，因此日常饮食中，粗粮、苋菜、扁豆、冬瓜、薏米和绿豆都是健脾化湿的上好食物，瘦肉、胡萝卜、马铃薯、豆制品、动物肝脏、蛋类、花生、芝麻、新鲜蔬菜及水果等也都是不错的选择。

除了食疗能帮助调理脾胃，我们还要注意提高自身免疫力，采用艾灸疗法，灸中脘、四白、足三里这三个穴位有很好的效果。

选穴汇总

✽ 中脘穴、足三里穴、四白穴

取穴精要：

中脘穴：在腹部，前正中线上，脐上4寸处。艾灸此穴能温煦腹部，提升体内阳气，调理胃肠功能。

足三里穴：小腿前外侧，犊鼻下（膝盖骨下缘）3寸，距胫骨前缘约一横指处。足三里穴为保健大穴，艾灸此穴能促进气血运行，增强正气，强壮身心。

四白穴：目正视，在瞳孔直下，当颧骨上方凹陷中。艾灸此穴有非常好的美白养颜功效。

取穴技巧：

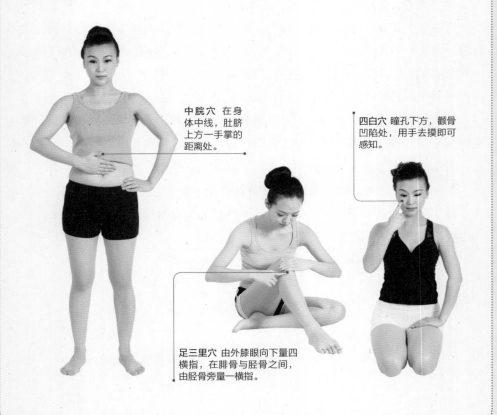

中脘穴 在身体中线，肚脐上方一手掌的距离处。

四白穴 瞳孔下方，颧骨凹陷处，用手去摸即可感知。

足三里穴 由外膝眼向下量四横指，在腓骨与胫骨之间，由胫骨旁量一横指。

灸法

✻ 有烟艾条灸

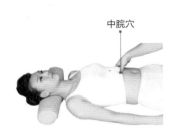

中脘穴

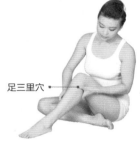

足三里穴

步骤①：拇指按摩中脘穴、足三里穴，每穴5分钟左右。

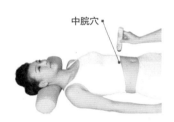

中脘穴

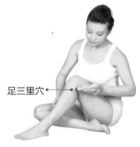

足三里穴

步骤②：之后依次用艾条灸中脘穴、足三里穴，每穴灸5~10分钟。

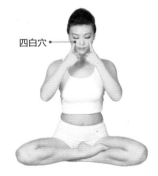

四白穴

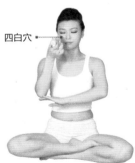

四白穴

步骤③：拇指按摩四白穴5分钟左右。之后用艾条灸四白穴5~10分钟。

操作要领

1. 按摩穴位的同时用酒精灯点燃艾条。
2. 注意观察受灸者对温度的反应，适时调整。
3. 注意随时清理艾条上的艾灰，避免掉落烫伤受灸者。
4. 手法上采用定点温灸、回旋灸、雀啄灸配合运用。
5. 每穴以灸至皮肤红润为度。

3. 调理五脏心神皆安

有句俗语说，没有丑女人，只有懒女人。爹娘给你的只是五官，而真正的美丽，还是靠后天养出来的。细心点的人会发现，那些经常唱着"怨妇曲"，整天悲悲戚戚的女人，常常会把沧桑写在脸上，至于美丽与自信，完全与她无关。

想成为令众人眼前一亮的美女，那就要从内到外进行调理。中医认为，女子最易为情志所伤："女性以血为用，血常不足，气偏有余，且生性偏于情感……"现实生活中，女性的确容易情绪波动，加之紧张的工作，快节奏的生活，极易导致气血失调，引发妇科疾病，我们美丽的容颜也在劫难逃。所以，中医推崇"养颜先养心"的理念。

中医认为：人的情志活动与脏腑和气血有着密切的关系。不同的情志刺激对五脏的影响不同。所谓"情志"指的就是七情——喜、怒、忧、思、悲、恐、惊。原本这些反应都是人们的正常情绪反应，也因为有了这些情绪，我们的生活才变得更加多彩。但是，如果其中的任何一种情绪过于突然、过于强烈或持久地主宰我们的精神状态，就会导致我们的脏腑气机紊乱，进而影响我们五脏的健康和气血的运行，使我们体内的气血、脏腑、经络功能失常，从而引发疾病。

比如，"怒则气上"，怒伤肝，故大怒则肝气逆，面红目赤，眩晕头痛。"喜则气缓"，喜伤心，过度高兴会使人的心气涣散。

"悲则气消"，悲忧伤肺，悲忧过度则肺气耗伤，使人面色苍白、心情抑郁，说话时声音低微甚至是气不接续。

"恐则气下""惊则气乱"，过度惊恐会伤到我们的肾，而肾是主司大小便的，所以，我们常听说"有人被吓得尿裤子"，就是因为肾受到过度的惊吓刺激，收不住大小便而导致失禁。

"思则气结"，思伤脾，思虑太过，身体的气机就会郁结阻滞，气血化生不足而不能养心，所以心脾两虚的人常常会心悸、皮肤没有光泽、眼睑浮肿。

那如何调理五脏，还自己一个如花的容颜？不妨试试艾灸，既省钱，又能从根本上消除你的小病、小痛、小烦恼。

选穴汇总

✳ 心俞穴、肝俞穴、厥阴俞穴、神门穴

取穴精要：

心俞穴：在背部，第五胸椎棘突下，两侧旁开1.5寸处。艾灸此穴能补益心经的气血，达到宁心之功效。

肝俞穴：在背部，第九胸椎棘突下，旁开1.5寸处。艾灸此穴能平气疏肝。

厥阴俞穴：在背部，第四胸椎棘突下，旁开1.5寸处。艾灸此穴能使胸部伸张，使怯弱性格者缓解紧张，增加自信，帮助克服懦弱的性格。

神门穴：在腕部，腕掌侧横纹尺侧端，尺侧腕屈肌肌腱的桡侧凹陷处。艾灸此穴能补益心经气血，让心充满活力，并为心脏搏动提供能量来源。

取穴技巧：

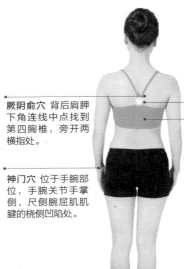

心俞穴 低头时，颈部隆起处起，向下数第五个突起下旁两横指。

厥阴俞穴 背后肩胛下角连线中点找到第四胸椎，旁开两横指处。

肝俞穴 背部两肩胛骨连线的中点找到第七胸椎棘突，往下数两个突起下旁两横指处即是肝俞穴。

神门穴 位于手腕部位，手腕关节手掌侧，尺侧腕屈肌肌腱的桡侧凹陷处。

女人，
你艾了吗

灸 法

✽ 有烟艾条灸

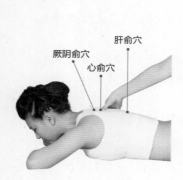

厥阴俞穴
心俞穴
肝俞穴

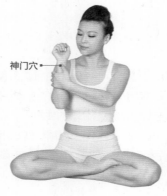

神门穴

步骤①：俯卧位，背部按摩，拇指重点按摩心俞穴、肝俞穴、厥阴俞穴、神门穴，每穴5分钟左右。

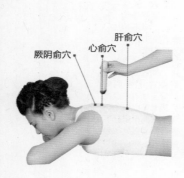

厥阴俞穴
心俞穴
肝俞穴

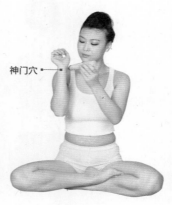

神门穴

步骤②：依次用艾条灸心俞穴、肝俞穴、厥阴俞穴、神门穴，每穴灸5~10分钟。

操作要领

1. 按摩穴位的同时用酒精灯点燃艾条。
2. 注意观察受灸者对温度的反应，适时调整。
3. 注意随时清理艾条上的艾灰，避免掉落烫伤受灸者。
4. 手法上采用定点温灸、回旋灸、雀啄灸配合运用。
5. 每穴以灸至皮肤红润为度。

4. 调理气虚血亏

都说一白遮百丑，五官和外形上有些小小的缺陷都能因为皮肤白皙而被忽略掉。尤其是在崇尚美白的东方，皮肤白皙的女性往往更能获得周围人的青睐。不管是当今的娱乐圈还是过去的古典小说里，美女的修饰语往往是肤如凝脂。

思思就是这样一个以白著称的美女，她的皮肤特别白，怎么都晒不黑。和朋友们出去逛，别人都是头顶一把太阳伞，她几乎不用任何防护。朋友们都特别羡慕她，笑她可以省去买防晒霜的钱了。

每次听到别人这样的赞美，她都笑着应付过去，心里却很讨厌自己这张惨白的脸。因为她的脸虽然很白，但是一点血色都没有，而且她很瘦弱，手无缚鸡之力。有时候单位大扫除，大家都心疼她，不让她干重活。她觉得过意不去，逞强过去帮忙，结果还没做什么，就觉得头晕，脸色越发苍白了。

除了脸色苍白之外，思思还有痛经的症状，每次来月经都痛得死去活来。为了帮她改善这种状况，思思的妈妈给她买了许多药，但作用都不大。思思自嘲说自己是药罐子里泡白的。

为了找到脸色苍白的根源，思思去医院做了检查。检查结果出来，医生说思思有重度贫血，建议她多吃点阿胶、红枣等补血。可是光补血不行，还得补气才能标本兼治。

《黄帝内经》认为"人之所有者，血与气耳"。气血是人体五脏六腑以及四肢的重要营养成分，也是人的精神状态的基础，血运行在血脉中，营养人体内外。在中医学中，气和血是一阳一阴互补，气属阳，主动，气有推动、温煦、营养、固摄、调节血液的作用；血属阴，主静，性凉，血的运行是靠气的推动和温煦作用，同时为了保持血液按一定的脉道运行，不致逸出脉外，又需要气的固摄作用。气的来源也需要血的营养。所以说血离不开气，气离不开血，只有血气充足，才有身体健康，面色红润光泽，皮肤细腻光滑、弹性十足的好状态。而思思脸色苍白、心慌气短、头晕心悸及月经稀少的症状正是气血失调引起的，只通过食疗作用不大，加以艾灸等方法才能有更好的疗效。

女人，
你艾了吗

选穴汇总

✳ 足三里穴、气海穴、血海穴、太白穴

取穴精要：

足三里穴：小腿前外侧，犊鼻下（膝盖骨下缘）3寸，距胫骨前缘约一横指处。艾灸此穴能提高机体免疫力，增强抗病能力，强身健体。

气海穴：在下腹部，前正中线上，当脐中下1.5寸处。艾灸此穴具有很好的调理月经的功效，益气助阳。

血海穴：大腿内侧，距膝盖骨内侧的上角上2寸处，约一个大拇指指节对应指尖压痛处。艾灸此穴能调经统血，健脾化湿。

太白穴：位于足内侧缘，当第一跖骨小头后下方凹陷处，即脚的内侧缘靠近足大趾处。太白穴为脾经的原穴，是脾经经气的供养之源，艾灸此穴能蒸腾经气，为脾经补充经气。

取穴技巧：

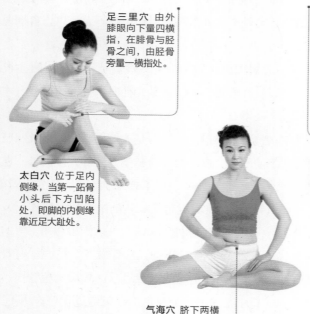

足三里穴 由外膝眼向下量四横指，在腓骨与胫骨之间，由胫骨旁量一横指处。

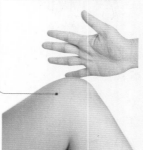

血海穴 位于大腿内侧，距膝盖骨内侧的上角上2寸处，约一个大拇指指节对应指尖压痛处。

太白穴 位于足内侧缘，当第一跖骨小头后下方凹陷处，即脚的内侧缘靠近足大趾处。

气海穴 脐下两横指处。

✳ 有烟艾条灸

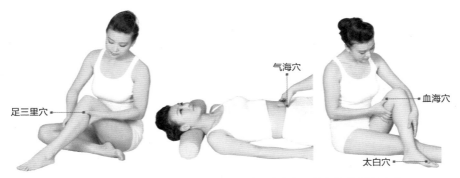

气海穴

足三里穴

血海穴

太白穴

步骤①：拇指按摩足三里穴、气海穴、血海穴、太白穴，每穴按摩5分钟左右。

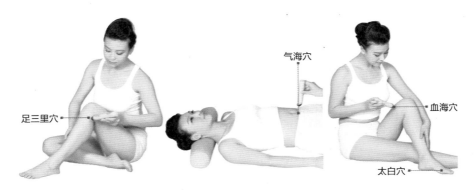

气海穴

足三里穴

血海穴

太白穴

步骤②：依次用艾条灸足三里穴、气海穴、血海穴、太白穴，每穴灸5~10分钟。

操作要领

1. 按摩穴位的同时用酒精灯点燃艾条。
2. 注意观察受灸者对温度的反应，适时调整。
3. 注意随时清理艾条上的艾灰，避免掉落烫伤受灸者。
4. 手法上采用定点温灸、回旋灸、雀啄灸配合运用。
5. 每穴以灸至皮肤红润为度。

5. 祛除体内湿气

　　有一次，我的一个女性朋友开玩笑地跟我诉苦说，她老公总是笑她帮家里省下了一笔费用，因为她总是脸色苍白，用不着化妆品帮自己美白。无独有偶，另一个朋友也抱怨说自己眼周老是青青的，像被谁揍了一拳留下的印记。而且隔三差五脸上还冒出几颗小痘痘，长出几块让人烦恼的小斑点，去也去不掉，遮也遮不住。出于对身体的关心，她跑到医院检查，医生却说没有什么大毛病，适当调理就行。

　　这两位朋友都是企业高管，身份和地位使她们对自己的容貌要求特别高，每天必须打扮得很有品位，以便彰显出她们的优雅和魅力，可脸上时不时冒出的这些"小插曲"让她们异常苦恼，总觉得自己在外表上就被别人比下去了。

　　她们不约而同地找到我，请我给出解决的办法，让她们重新找到自信。

　　我先教给她们一个做自测的小技巧：身体保持站立姿势，平心静气地深呼吸，感受一下自己的双手和双脚，四肢的温度是否都和身体的温度一样。如果四肢感到冷冰冰，那就说明是寒性体质。反之，如双手双脚都热乎乎，那恭喜你，你是一个"温暖"的女人。

　　这两位朋友都测出自己是寒湿体质，她们身上出现的苍白或青瘀，就是因为体温低于正常水平造成的气血停滞、流通不畅。通俗点说，气血本身如果流动通畅，身体也就会感觉温暖。气血流动不畅，就好比开车遇到了交通堵塞，肯定会引发一系列问题，而这些症状传统医学称之为"寒湿"重。当体内有"寒"毒这个引发交通事故的"肇事者"，肯定会出现连锁反应，比如脸上长痘和斑、腰酸背痛、脚踝浮肿。而如果体内过于寒湿，不仅会引起"交通堵塞"，还会引发身体的"交通瘫痪"，甚至影响孕育能力。

　　怎么解决这些问题呢？我建议她们先祛除体内的湿气，可以采用热敷法或者艾灸法这些小窍门来找回"温暖"。热敷法是用热水袋放在腹部或者后腰，不仅可以使肌肉放松，还能促进血液循环，起到温中保暖的作用。另外，腹部有神阙、关元、气海等穴位，这些穴位经常得到热的刺激，可以提振阳气，人体内阳气充足，寒邪之气自然就会慢慢消散。

选穴汇总

✳ 神阙穴、气海穴、关元穴、脾俞穴、肾俞穴、涌泉穴

取穴精要：

神阙穴： 在腹部，前正中线上，肚脐凹陷处。艾灸此穴能益肾壮阳，祛除体内寒湿。

气海穴： 在下腹部，前正中线上，脐下1.5寸处。艾灸此穴能温阳益气，培元补虚。

关元穴： 在下腹部，前正中线上，脐下3寸处。艾灸此穴能养元益气，回阳救逆。

脾俞穴： 在背部，第十一胸椎棘突下，两侧旁开1.5寸处。艾灸此穴能健脾和胃，利湿升清。

肾俞穴： 在背部，第二腰椎棘突下，两侧旁开1.5寸处。艾灸此穴能益肾助阳，强腰利水，通畅经络。

涌泉穴： 位于足底前1/3的凹陷中，第二、三趾趾缝纹头端与足跟连线的前1/3处。艾灸此穴能滋阴益肾，平肝息风，交通心肾。

取穴技巧：

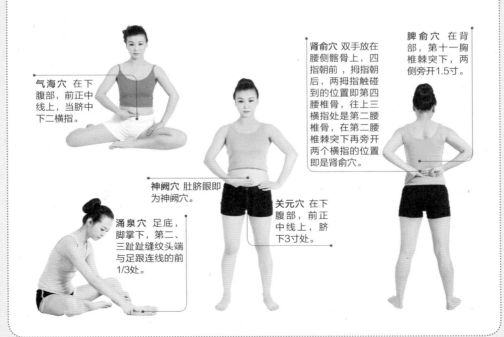

气海穴 在下腹部，前正中线上，当脐中下二横指。

肾俞穴 双手放在腰侧髂骨上，四指朝前，拇指朝后，两拇指触碰到的位置即第四腰椎骨，往上三横指处是第二腰椎骨，在第二腰椎棘突下再旁开两个横指的位置即是肾俞穴。

脾俞穴 在背部，第十一胸椎棘突下，两侧旁开1.5寸。

神阙穴 肚脐眼即为神阙穴。

涌泉穴 足底，脚掌下，第二、三趾趾缝纹头端与足跟连线的前1/3处。

关元穴 在下腹部，前正中线上，脐下3寸处。

✿ 有烟艾条灸

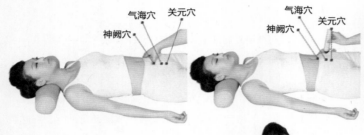

气海穴 关元穴
神阙穴

气海穴
神阙穴 关元穴

步骤①：仰卧位，拇指按摩神阙穴、气海穴、关元穴，每穴5分钟左右。按摩后依次用艾条灸神阙穴、气海穴、关元穴，每穴灸5~10分钟。

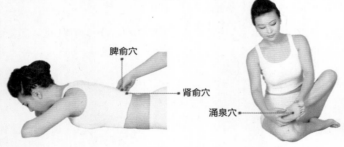

脾俞穴

肾俞穴

涌泉穴

步骤②：拇指按摩脾俞穴、肾俞穴、涌泉穴，每穴5分钟左右。

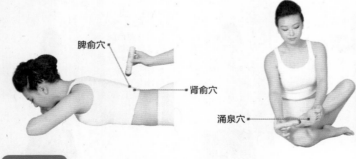

脾俞穴

肾俞穴

涌泉穴

步骤③：依次用艾条灸脾俞穴、肾俞穴、涌泉穴，每穴灸5~10分钟。

操作要领

1. 按摩穴位的同时用酒精灯点燃艾条。
2. 注意观察受灸者对温度的反应，适时调整。
3. 注意随时清理艾条上的艾灰，避免掉落烫伤受灸者。
4. 手法上采用定点温灸、回旋灸、雀啄灸配合运用。
5. 每穴以灸至皮肤红润为度。

6. 祛除身体病痛

在古代，皇帝身边的妃子们整天绞尽脑汁地保养化妆，想要逃过时光机器的雕刻，成为永远不老的"天山童姥"，以便长久获得皇帝的宠爱。然而，她们最终谁都没能逃脱岁月无形的摧残。

其实，与其挖空心思用各种手法去追求美丽，倒不如找对方法，将各种可能引起身体小病、小痛的诱因一网打尽，身体健康，美丽长寿自然来了。可除了常见的保养之外，还有什么办法能帮你强身健体，并且保持容颜不老呢？答案就是对经络的疏导。

对于经络，许多人觉得神秘，因为只在武侠剧里能看见那些功夫大侠一本正经地说，"让我打通你的某经某脉你就能得到我的内功，吸收我的真元"。其实经络是实实在在存在于我们体内的，虽然肉眼无法看到，但是它却沟通着人体的脏腑和体表，和我们的生长发育以及五脏六腑的功能有密切关联。我们的肌肤、骨骼、脏腑都需要气血的灌溉，如果经络瘀塞不通，气血就不能顺利到达身体的各个系统。

随着网络技术和电脑的普及，许多人都习惯宅在家里，手里拿着iPhone或者iPad，人与人之间的交流就在这小小的屏幕之间完成。累了就点个快餐，运动越来越少，经络也就慢慢堵塞，病痛越来越多。

如何疏通经络呢？有很多种方法，例如艾灸、按摩穴位、瑜伽等。最直接的方法是艾灸。因为艾灸能够对各个穴位进行刺激，调节我们的内分泌，改善淋巴系统和血液循环，促进皮肤和各个器官的新陈代谢，去除我们身体内不良和有毒的废物，增强免疫力，进而达到防治未病的目的。

选穴汇总

❋ 长强穴、关元穴、鸠尾穴、大椎穴

取穴精要：

关元穴：在腹部，前正中线上，脐下3寸处。关元穴为三阴经与任脉之交会穴，人体阳气孕育必然由此而出，艾灸此穴能治疗一切气虚证，并能增强小肠对营养物质的吸收。

长强穴：尾骨尖下0.5寸，尾骨尖端与肛门的中点。长强穴为督脉之络穴，艾灸此穴能提升机体阳气，祛湿通经。

鸠尾穴：位于脐上7寸，剑突下0.5寸处。鸠尾穴为任脉上的络穴，艾灸此穴能有效缓解身体疲劳，缓解人焦躁的情绪。

大椎穴：位于颈部，后正中线上，第七颈椎棘突下凹陷中。艾灸此穴能通畅任督二脉，消除身体的小病痛。

取穴技巧：

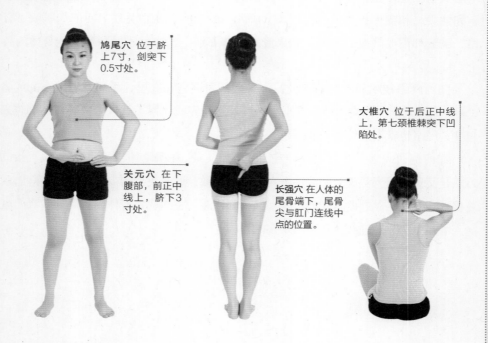

鸠尾穴 位于脐上7寸，剑突下0.5寸处。

关元穴 在下腹部，前正中线上，脐下3寸处。

长强穴 在人体的尾骨端下，尾骨尖与肛门连线中点的位置。

大椎穴 位于后正中线上，第七颈椎棘突下凹陷处。

灸 法

✲ 有烟艾条灸

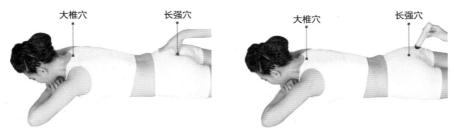

大椎穴 长强穴 大椎穴 长强穴

步骤①：俯卧位，拇指按摩长强穴、大椎穴，每穴按摩5分钟左右。之后用艾条灸长强穴、大椎穴，每穴灸5～10分钟。

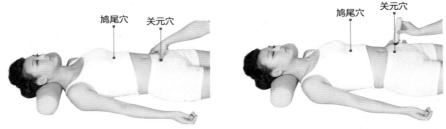

鸠尾穴 关元穴 鸠尾穴 关元穴

步骤②：仰卧位，拇指按摩关元穴、鸠尾穴，每穴按摩5分钟左右。之后依次用艾条灸鸠尾穴、关元穴，每穴灸5～10分钟。

操作要领

1. 按摩穴位的同时用酒精灯点燃艾条。
2. 注意观察受灸者对温度的反应，适时调整。
3. 注意随时清理艾条上的艾灰，避免掉落烫伤受灸者。
4. 手法上采用定点温灸、回旋灸、雀啄灸配合运用。
5. 每穴以灸至皮肤红润为度。

艾灸小贴士

◇施灸期间注意休息。
◇在做艾灸前可以适当用薏米、砂仁、当归煮水泡脚，益气养血。
◇每天1次，10次为1个疗程，2～3个疗程即可。

7. 排除身体毒素

走在大街上，经常能接到一些小医院、小诊所分发的宣传单，将各种常见病写得如癌症般恐怖。作为一名中医养生专家，我对这些夸大其辞的小广告嗤之以鼻，基本上都是扔到垃圾桶。

有一天我坐地铁去上班，看到一则治疗便秘的广告，粗劣的油墨大字写着某某茶能治疗便秘、排除毒素、瘦肚腩，还描述了一些患者用过之后病情好转的案例。

我忍不住摇摇头，如果患者真的购买了这样的茶，恐怕便秘会更严重。因为这类茶里一般都添加了泻药，人体对这种茶里的某些成分有依赖性，不宜长期服用。如果停用，便秘的症状会更严重。

刚想把这个小广告揉成一团下车的时候扔掉，我旁边坐着的一位打扮时髦的美女有些不好意思地说："能不能给我看看？"

我递给她，她尴尬地笑笑说："我正好有这上面说的这种情况，想去买这个茶喝一喝。"

我忍不住说："你还是别买，别到时候喝了不但不起作用，反而让病情变得更严重。"

她为难地摇摇头说："最近公司要审核账目，公司上上下下都忙得团团转，已经加了好几个班，吃不好睡不好。原本上厕所就很困难，现在饮食不规律，上厕所更加难受了。"

我问她是否怕冷，她点点头说很怕冷，又告诉我她总是手脚冰凉。我问她还有没有什么症状，她说还经常好几天不上厕所，排便少而且稀。

我心里大概明白，她原本就有轻微的习惯性便秘，加上这段时间饮食不当，生活作息时间不规律，情绪急躁，便秘自然就更加严重了。于是我告诉她一个简单的小秘方，让她回家自己治疗。

她将信将疑，但表示回家一定按照我说的去做。

我让她买些新鲜的马铃薯，然后将它们加冷开水搅拌成汁，每天早晚各一杯，坚持喝上3个星期左右，便秘的情况就会得到很大改善。因为马铃薯能补脾益气，缓急止痛，通利大便。同时，我建议她去买些艾灸条回来做一做艾灸，每天花上半个小时左右就可以了，坚持一段时间就会好的。

两个月之后，我都忘记这个事情了，突然接到她的电话。她告诉我说，她的便秘状况还真的好了很多。而且这个事情之后，她对自己的健康状况更加关心，再也不像以前那样对自己的身体胡乱折腾了。

✿ 天枢穴、支沟穴、长强穴、大肠俞穴

取穴精要：

天枢穴： 在腹部，肚脐两侧旁开2寸处。艾灸此穴能够将体内毒素及时排出，并对治疗便秘、肠泻、肠鸣等病症有很好的效果。

支沟穴： 在前臂后区，腕背侧远端横纹上3寸，尺骨与桡骨间隙中点。此穴为治疗便秘的经验效穴，经常艾灸此穴还可治疗其他消化系统疾病，如腹痛、呕吐、泄泻等症。

长强穴： 尾骨尖下0.5寸，尾骨尖端与肛门的中点。艾灸此穴能有效治疗便秘，让体内毒素及时排出体外。

大肠俞穴： 在腰部，当第四腰椎棘突下，旁开1.5寸处。艾灸此穴能理气降逆，调和肠胃。

取穴技巧：

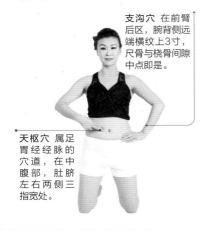

支沟穴 在前臂后区，腕背侧远端横纹上3寸，尺骨与桡骨间隙中点即是。

天枢穴 属足胃经经脉的穴道，在中腹部，肚脐左右两侧三指宽处。

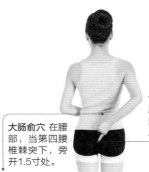

长强穴 在人体的尾骨端下，尾骨尖与肛门连线中点的位置。

大肠俞穴 在腰部，当第四腰椎棘突下，旁开1.5寸处。

灸 法

❋ 有烟艾条灸

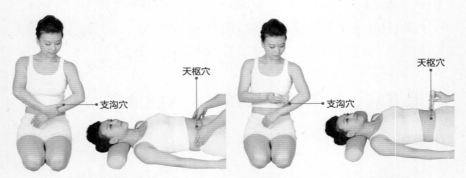

步骤①：拇指按摩天枢穴、支沟穴，每穴按摩5分钟左右。之后依次用艾条灸天枢穴、支沟穴，每穴灸5～10分钟。

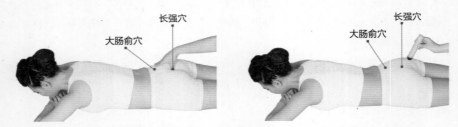

步骤②：俯卧位，拇指按摩长强穴、大肠俞穴，每穴按摩5分钟左右。之后用艾条灸长强穴、大肠俞穴，每穴灸5～10分钟。

操作要领

1. 按摩穴位的同时用酒精灯点燃艾条。
2. 注意观察受灸者对温度的反应，适时调整。
3. 注意随时清理艾条上的艾灰，避免掉落烫伤受灸者。
4. 手法上采用定点温灸、回旋灸、雀啄灸配合运用。
5. 每穴以灸至皮肤红润为度。

艾灸小贴士

◇施灸期间注意休息。
◇做艾灸前可用荷叶煮水泡脚，除湿瘦身。
◇适当喝荷叶茶或绿茶均有辅助效果。
◇每天1次，12次为1个疗程，2～3个疗程即可。

8. 解决头发枯黄问题

在电视上热播的《甄嬛传》中，最养眼的可谓是后宫佳丽们乌黑亮丽的秀发了。端庄大方的沈贵人就是凭借她那如瀑青丝，深得皇上的宠爱。

在现代社会，每天在头发花上大半天的时间，几乎是不可能的。我们宁愿将自己的头发交给美发中心打理，造型师给你换上一个又一个漂亮的发型，快速方便还美观大方。

可有些人的头发却让再高明的发型师也束手无策。在外企上班的徐小姐每过一段时间都会去美发店做新发型，她原本乌黑油亮的头发最近却变得丝毫没有弹性，发梢处仿佛被烧焦了一样，看起来乱糟糟地像一堆枯黄的稻草。更严重的是，她还大把大把地掉头发。

对工作兢兢业业的徐小姐只好特意请假来馆里做美容。我看着她那张枯黄没有血色的脸说："还好你及时来做保养了，再晚些来恐怕你的健康也会出问题。"

徐小姐很惊讶，说她最近总感觉心烦，记忆力也不如以前好，总是忘记一些重要的事情，掉头发就更不用说了。

这就是典型的肾阴虚引起的头发枯黄掉落。中医里说："发为血之余，血亏则发枯。"头发的营养来源于气血，气血足全身精气也足，利于头发的生长。气血的生机根本在于肾，肾健康，肾精生化气血，运作正常，人体健康，头发也就乌黑靓丽；相反，肾虚则肾精不足，导致血亏，从而枯发。另外，肾虚还会使人体没有足够的元气，而元气是生命的原动力，能促进和刺激头发的生长。

通常来说，肾气充沛的人头发茂密有光泽，肾气不足的人头发容易干枯、脱落。所谓"肾藏精，其华在发"就告诉我们，想要解决发质枯黄易脱落的问题，还得找到病源，对症下药。徐小姐因为上班压力大并且长时间熬夜加班，身体疲劳。再问她和老公是否性生活过于频繁，徐小姐也点头称是。房事不节，也会造成肾阴虚，反映在身体健康状况上就是徐小姐所说的小便量多、记忆力衰减等症状。

做完艾灸之后，我交代她回去一定要配合食补，用乌鸡、当归、黄芪熬汤喝，平常多喝补气血的红糖水，另外可食用一些生姜片祛湿祛寒。

选穴汇总

❋ 肾俞穴、涌泉穴、太溪穴、复溜穴

取穴精要：

肾俞穴：在背部，第二腰椎棘突下，两侧旁开1.5寸处。艾灸此穴能补精益肾，使肾经气血生化有源。

涌泉穴：位于足底前1/3的凹陷中，第二、三趾趾缝纹头端与足跟连线的前1/3处。艾灸此穴能滋阴补阳、宁心安神，还能增精益髓、补肾壮阳，从根本上补虚损，同时还能引火归元。

太溪穴：足内侧，内踝后方，在内踝尖与跟腱的凹陷处。艾灸此穴能滋阴壮阳，治疗各种肾虚病症。

复溜穴：在小腿内侧，太溪直上2寸，跟腱的前方。艾灸此穴具有补肾益阴、温阳利水的作用。

取穴技巧：

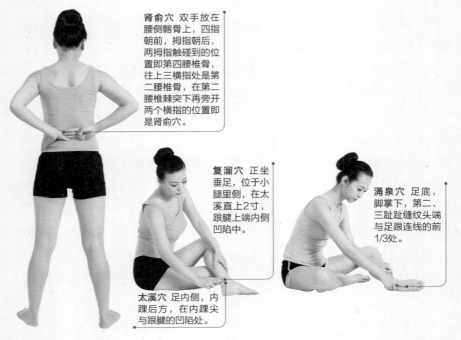

肾俞穴 双手放在腰侧髂骨上，四指朝前，拇指朝后，两拇指触碰到的位置即第四腰椎骨，往上三横指处是第二腰椎骨，在第二腰椎棘突下再旁开两个横指的位置即是肾俞穴。

复溜穴 正坐垂足，位于小腿里侧，在太溪直上2寸，跟腱上端内侧凹陷中。

涌泉穴 足底，脚掌下，第二、三趾趾缝纹头端与足跟连线的前1/3处。

太溪穴 足内侧，内踝后方，在内踝尖与跟腱的凹陷处。

灸 法

❋ 有烟艾条灸

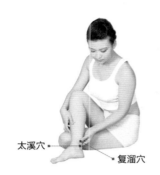
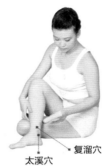

太溪穴　　　复溜穴　　　复溜穴　　　太溪穴

步骤①：拇指按摩太溪穴、复溜穴，每穴按摩5分钟左右。之后依次用艾条灸太溪穴、复溜穴，每穴灸5~10分钟。

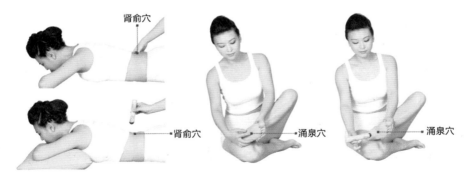

肾俞穴　　　肾俞穴　　　涌泉穴　　　涌泉穴

步骤②：拇指按摩肾俞穴、涌泉穴，每穴按摩5分钟左右。之后用艾条灸肾俞穴、复溜穴，每穴灸5~10分钟。

操作要领

1. 按摩穴位的同时用酒精灯点燃艾条。
2. 注意观察受灸者对温度的反应，适时调整。
3. 注意随时清理艾条上的艾灰，避免掉落烫伤受灸者。
4. 手法上采用定点温灸、回旋灸、雀啄灸配合运用。
5. 每穴以灸至皮肤红润为度。

9. 变身窈窕淑女

肥胖是女人终生的敌人。尝试减肥的女性比比皆是，但真正瘦身成功的人却不多。减肥还得对症下药，不搞清楚自己到底是什么体质就盲目尝试各种方法减肥，很难获得理想的效果。

我们的老祖宗很早就给了我们答案，痰湿内蕴是导致肥胖的最重要诱因。这里所说的"痰"，并不是一般概念中的痰，它指的是人体津液由于运行不畅、发生异常而积留下的浊气，是一种病理性的产物。痰湿是共称，指的是水气、湿气、浊气。

当体内的痰湿积蓄过多，时间久了，与无法消化掉的食物一起慢慢堆积成脂肪，从而变得肥胖。这个医理很好懂，就好比一根塑料管子，如果只向里面注入清水的话，管子不会形成太多的污垢，也不会膨胀。如果不断地向管子里注入温热的油膏，时间长了，必然引起管子的膨胀。

那么，痰湿内蕴是如何引起的呢？其根本原因在于脾胃气虚。脾脏是食物流动的重要中转站，人们吃的五谷杂粮、喝的水及身体气血运行都经由它运化。如果脾胃气虚，体内的杂质没法被过滤，浊气痰湿及体内垃圾都堆在一起转化成脂肪，人就容易长胖。

曾经有一个20岁左右的姑娘来找我问诊，她一米六的个子却有75公斤。她来的时候整个人精神状态很不好，眼皮耷拉着像是没睡醒。我让她伸出舌头，舌苔颜色很淡，但是舌苔很厚。小姑娘虽然胖，却不爱吃饭，还老觉得肚子胀。

我说："小姑娘，你平时可真要多运动运动了，还要注意饮食结构调整，不要吃太油腻和甜腻的食物，这些食物都容易导致肥胖。食疗的同时，你还可以配合艾灸减肥。因为艾灸有化痰祛湿的功效，还可以调理脾胃，恢复脾胃的运化功能，消除脾胃里面的水湿浊气，使气血畅行，痰湿自化，消脂减肥。"

选穴汇总

❋ **脾俞穴、关元穴、神阙穴、阴陵泉穴、足三里穴、带脉穴、天枢穴**

取穴精要：

脾俞穴：在背部，第十一胸椎棘突下，两侧旁开1.5寸处。脾为气血生化之源，艾灸此穴能使气血充足。

关元穴：在下腹部，前正中线上，脐下3寸处。艾灸此穴能治疗一切气虚证，并能增强小肠对营养物质的吸收。

神阙穴：在腹部，前正中线上，肚脐凹陷处。艾灸此穴能使人体真气充盈、面色红润、耳聪目明、轻身延年。

阴陵泉穴：在小腿内侧，胫骨内侧髁后下方凹陷处。艾灸此穴能健脾理气，祛除水湿。

足三里穴：小腿前外侧，犊鼻下（膝盖骨下缘）3寸，距胫骨前缘约一横指处。艾灸此穴能补脾益气，还能活血行气，为脾的升提提供足够能量。

带脉穴：侧腹部，章门穴下1.8寸处。艾灸此穴能健脾祛湿。

天枢穴：在腹部，肚脐两侧旁开2寸处。艾灸此穴能温通气机，调理肠腑，助消化。

取穴技巧：

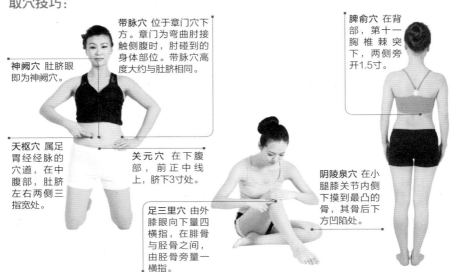

带脉穴 位于章门穴下方。章门为弯曲肘接触侧腹时，肘碰到的身体部位。带脉穴高度大约与肚脐相同。

神阙穴 肚脐眼即为神阙穴。

天枢穴 属足胃经经脉的穴道，在中腹部，肚脐左右两侧三指宽处。

关元穴 在下腹部，前正中线上，脐下3寸处。

足三里穴 由外膝眼向下量四横指，在腓骨与胫骨之间，由胫骨旁量一横指。

脾俞穴 在背部，第十一胸椎棘突下，两侧旁开1.5寸。

阴陵泉穴 在小腿膝关节内侧下摸到最凸的骨，其骨后下方凹陷处。

灸 法

❋ 有烟艾条灸

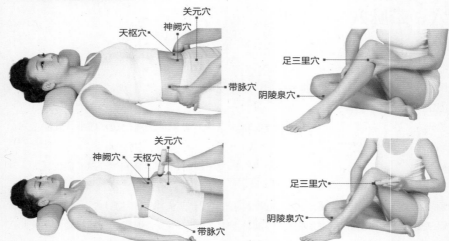

步骤①：拇指按摩关元穴、神阙穴、带脉穴、天枢穴、阴陵泉穴、足三里穴，每穴按摩5分钟左右。之后依次用艾条灸关元穴、神阙穴、带脉穴、天枢穴、阴陵泉穴、足三里穴，每穴灸5～10分钟。

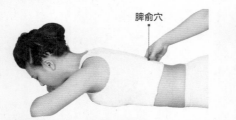
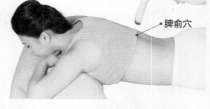

步骤②：俯卧位，拇指按摩脾俞穴5分钟左右。之后用艾条灸脾俞穴5～10分钟。

操作要领

1. 按摩穴位的同时用酒精灯点燃艾条。
2. 注意观察受灸者对温度的反应，适时调整。
3. 注意随时清理艾条上的艾灰，避免掉落烫伤受灸者。
4. 手法上采用定点温灸、回旋灸、雀啄灸配合运用。
5. 每穴以灸至皮肤红润为度。

艾灸小贴士

◇ 施灸期间注意休息。
◇ 在做艾灸前可以适当用薏米、荷叶煮水泡脚，除湿瘦身。
◇ 适当喝荷叶茶或绿茶均有辅助效果。
◇ 每天1次，12次为1个疗程，2～3个疗程即可。

10. 打造完美身形

　　和同事交流，大家都有个惊人相似观点：到我们馆里做艾灸的女性，体形偏胖者性格要开朗活泼些，有些太过瘦弱的女孩虽然模样惹人喜爱，但往往眉头紧锁且爱发脾气。

　　大家总结说，这真是应了我们中国的一句古话"心宽体胖"。但那些太骨感的女孩也真该注意下自己的身体了，虽然现在以瘦为美，但并不意味着骨瘦如柴就是漂亮，而且太过瘦弱的女孩往往容易肝火旺盛。

　　前不久有个帅气的男孩拉着她女朋友到我这里来，女孩将近一米七的身高，体重却不足50公斤，瘦得让人感觉稍微起点风就能把她刮走。问诊期间，一直是男孩在给我讲述病情，女孩始终紧锁着眉头，脸上有一股怒气。

　　男孩说她女朋友特别爱生气，一点点鸡毛蒜皮的小事情也会让她好几天不高兴，还动不动就掉眼泪。她吃饭吃得很少，可像方便面、果冻、饼干之类的零食一样都不少吃，脸上的痘痘也越来越多。他不敢劝她，怕一劝她又该哭了。

　　我看她愁眉苦脸的样子，告诉她说："小姑娘，你这些症状是肝郁气滞引起的呀。你看看自己，经常面带愁容，跟'林妹妹'似的。可别以为像'林妹妹'就好哦，你这样长期压抑着情绪，把什么烦心的事情都憋着，肝气不顺就滞留在体内，时间长了就会化成火气。旺盛的肝火会损坏我们的胃、脾、肺、胆以及肝脏本身。再这样下去小心你过不了几年就会成为黄脸婆呢。"

　　这话把小姑娘逗笑了，她说："我也想长胖点，也想好脾气，可是我真的不知道怎么办呀！"

　　我说："这个简单，想要好身材好气色，先得养肝，也就是要学会控制自己的情绪。尽量心平气和，少动怒。怒伤肝，肝伤了，就更容易动怒。肝脏的补养保健关键是泻火，可以通过艾灸肝脏的位置，放松身体，就能感受到心情的舒畅。"

　　然后我又对小伙子说："给你个向女朋友表现的机会。帮她好好调养身体，一段时间之后，你这个'林妹妹'可能就会变成'史湘云'了。"

女人，
你艾了吗

选穴汇总

✳ 肝俞穴、章门穴、太冲穴

取穴精要：

肝俞穴：在背部，当第九胸椎棘突下，旁开1.5寸处。艾灸此穴能补益肝血、疏经理气。肝脏功能强，则能有效分解体内毒素并协作其他脏腑将毒素排泄出去。

章门穴：在侧腹部，当十一肋游离端的下方处。艾灸此穴能够帮助肝疏通气机，维护肝的疏泄正常。

太冲穴：足背侧，当第一跖骨间隙的后方凹陷处。艾灸此穴能泄肝经湿热，通过经络的作用，调和气血，柔肝养肝。

取穴技巧：

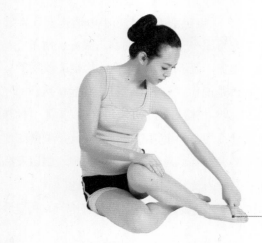

太冲穴 正坐，手指沿大脚趾、次趾夹缝向上移压，压至能感觉到动脉映手，即是太冲穴。

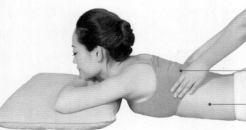

肝俞穴 在背部，当第九胸椎棘突下，旁开1.5寸处。

章门穴 在侧腹部，当十一肋游离端的下方处。

有烟艾条灸

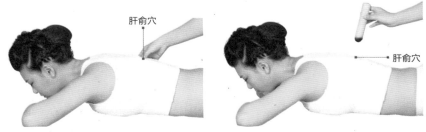

步骤①：俯卧位，拇指按摩肝俞穴5分钟左右。之后用艾条灸肝俞穴5～10分钟。

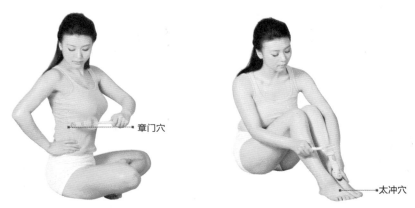

步骤②：用艾条灸章门穴、太冲穴，每穴灸5～10分钟。

操作要领

1. 按摩穴位的同时用酒精灯点燃艾条。
2. 注意观察受灸者对温度的反应，适时调整。
3. 注意随时清理艾条上的艾灰，避免掉落烫伤受灸者。
4. 手法上采用定点温灸、回旋灸、雀啄灸配合运用。
5. 每穴以灸至皮肤红润为度。

艾灸小贴士

◇施灸期间注意休息。
◇在做艾灸前可以适当用薏米、砂仁、当归煮水泡脚，益气养血。
◇适当喝一些花茶，如茉莉花或玫瑰花茶。
◇每天1次，10次为1个疗程，2～3个疗程即可。